# Röntgenatlas zur Frühdiagnostik des Bronchuscarcinom

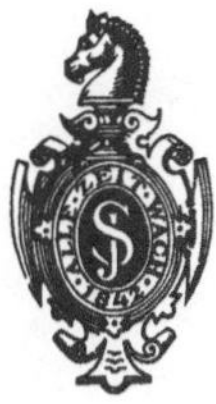

# Röntgenatlas zur Frühdiagnostik des Bronchuscarcinom

**Von E. Lobenwein-Weinegg**
*Oberarzt an der Lungenheilstätte der Stadt Wien Baumgartnerhöhe (Direktor: Prim. Dr. Cl. Langer)*

*Mit einem Geleitwort von*
**Prof. Dr. E. Uehlinger, Zürich**

*Mit 122 Einzelabbildungen*

1965 Springer-Verlag Berlin Heidelberg New York

ISBN 978-3-642-88117-6 ISBN 978-3-642-88116-9 (eBook)
DOI 10.1007/978-3-642-88116-9

 Library of Congress Catalog Card Number 65-18332.
Softcover reprint of the hardcover 1st edition 1965



Titel Nr. 1262

# Geleitwort

Im Jahre 1906 betrug im Zürcher Pathologischen Institut die Zahl der Todesfälle an Lungencarcinom 1 = 1,9 % aller Carcinomfälle. Im Jahre 1940 war die Zahl der tödlichen Lungencarcinome auf 29 = 11,8 %, im Jahre 1963 auf 84 = 18,2 % aller Carcinomfälle angestiegen. Diese hohe Zahl bösartiger Lungengeschwülste im Obduktionsgut zwingt uns, die Frage vorzulegen: Ist das Lungencarcinom als unabwendbare Schicksalskrankheit hinzunehmen oder ist durch eine bessere Auswertung der diagnostischen Methoden eine Frühdiagnose möglich? Mit dieser Fragestellung haben es, unterstützt durch Primarius Dr. Cl. Langer und Prof. Dr. F. Mlczoch, Frl. Dr. E. Fischnaller und Frl. Dr. E. Lobenwein versucht, durch systematischen Einsatz der Cytodiagnostik und genaue Analyse der Thoraxröntgenbilder Kriterien für die Diagnose beginnender Lungencarcinome auszuarbeiten. Frl. Dr. E. Lobenwein besitzt, dank ihrer Ausbildung in pathologischer Anatomie und Röntgenologie, die räumlichen Vorstellungen zur dreidimensionalen Strukturanalyse der Röntgenbefunde. Die strenge Koordination zwischen Röntgenbefund und cytologischem Befund erlaubten es, unbedeutende oder vieldeutig erscheinende Veränderungen als beginnende Lungencarcinome zu qualifizieren. Eine weitere Möglichkeit der diagnostischen Präzisierung ergab sich aus der Verlaufsbeobachtung, die bei einem Lungencarcinom grundsätzlich anderen Wegen folgt als das frische pneumonische Infiltrat. Anläßlich der Jahrestagung der Österreichischen Tuberkulose-Gesellschaft und der Süddeutschen Gesellschaft für Tuberkulose und Lungenkrankheiten vom 13.—16. Juni 1963 in Salzburg hat Frl. Dr. E. Lobenwein, systematisch geordnet, Röntgenbilder von Lungencarcinomen ausgestellt. Bilder und Deutung haben uns alle sehr beeindruckt und überrascht, so daß sich die buchmäßige Darstellung aufdrängte. Die von Frl. Dr. E. Lobenwein aufgestellten Kriterien werden es in manchen Fällen ermöglichen, die Diagnose Lungencarcinom wesentlich früher zu stellen als bis anhin und damit den Patienten einem noch zeitgerechten operativen Eingriff zuzuführen.

Zürich, 28. Januar 1965 — E. Uehlinger

# Vorwort

„Die Frühdiagnose des Bronchuscarcinom" war ein Hauptthema der gemeinsamen Tagung der Süddeutschen und der Österreichischen Tuberkulosegesellschaft, welche 1963 in Salzburg stattfand. Sie wurde durch eine Röntgenbildausstellung ergänzt, die von Einsendern aus dem In- und Ausland beschickt wurde. Zweck dieser Ausstellung war, die Vielfalt des röntgenologischen Erscheinungsbildes im Frühstadium an Hand von Beispielen darzustellen.

Der vorliegende Röntgenatlas ist aus dieser Ausstellung hervorgegangen. Es sind daher in erster Linie die Bilder, welche „das Wort haben". Diese individuellen, scheinbar so uncharakteristischen Bilder bergen jedoch gewisse Gesetzmäßigkeiten, die für die Möglichkeit einer Frühdiagnose ausschlaggebend sind. Um diese Gesetzmäßigkeiten zu unterstreichen, wurde eine schematische Gruppierung in einzelne Kapitel vorgenommen.

Den meisten der hier gezeigten Fälle, mit Ausnahme der peripheren Rundherde und der Tumorkavernen, ist eines gemeinsam: Der Tumor selbst ist röntgenologisch nicht — noch nicht — darstellbar. Für die Erfassung und Diagnose in diesem Stadium sind daher die indirekten Tumorzeichen von größter Bedeutung. Wir verstehen darunter entzündliche Veränderungen und Ventilationsstörungen, die im Lungenparenchym als Folge der malignen Bronchuserkrankung auftreten (Stangl)[1,2]. Das Röntgenbild dieser Parenchymveränderungen kann typisch, ja pathognomonisch sein: bei den Lappen- und Segmentsyndromen. Häufig jedoch handelt es sich um uncharakteristische oder geringfügige Veränderungen, die sich nicht von banalen oder spezifischen entzündlichen Erkrankungen unterscheiden. Dazu kommen noch Täuschungsmöglichkeiten durch Volumensverkleinerung, Lageänderung und Verlaufsbeobachtung.

Diesen Gegebenheiten entspricht der Aufbau des vorliegenden Buches: beginnend mit den pathognomonischen Bildern der Lappen- und Segmentsyndrome und endend mit jenen Fällen, bei welchen wir zwar zur Kenntnis nehmen, daß auch dies „ein Carcinom sein kann", bei denen jedoch — wie z.B. beim Kavernencarcinom — kaum röntgenologische Möglichkeiten für eine Diagnose bestehen.

Dazwischen aber liegen jene Fälle, deren rechtzeitige Erfassung Hauptaufgabe jeder Lungenuntersuchung ist, da es durch Ausnützung aller diagnostischen Möglichkeiten gelingt, frühzeitig einen Hinweis für das Vorliegen einer malignen Bronchuserkrankung zu gewinnen. Worin dieser Hinweis besteht, und mit welchem Untersuchungsgang er gewonnen werden kann, soll dieser Atlas an Hand von Beispielen zeigen.

---

[1] Salzer, G., M. Wenzel, R. H. Jenny u. A. Stangl: Das Bronchuscarcinom. Berlin-Göttingen-Heidelberg: Springer 1952.

[2] Boucot, K. R., D. A. Cooper, W. Weiss, and W. J. Canahan: First roentgenologic abnormalities in lung cancer. J. Amer. med. Ass. **190**, 1103 (1964).

Die Röntgenbilder, welche die Grundlage für den vorliegenden Atlas darstellten, wurden aus dem Ausland und aus Österreich zur Verfügung gestellt. Alle Einsender sind mit Angabe der Fallnummern auf der folgenden Seite verzeichnet.

Durch die Reproduktion verliert jedes Röntgenbild einen wesentlichen Anteil seines Aussagewertes. Daß das vorliegende Bildmaterial dennoch verständlich und überzeugend wirkt, ist ein besonderes Verdienst des Springer-Verlages. Dafür, sowie für die liebenswürdige und angenehme Form der Zusammenarbeit mit den Damen und Herren der Herstellungsabteilung möchten wir uns herzlich bedanken.

Herrn Professor Dr. E. Uehlinger, Zürich und Herrn Professor Dr. F. Mlczoch, Wien bin ich zu besonderem Dank verpflichtet. Sie haben mir bei der gedanklichen und formalen Ausarbeitung des vorliegenden Buches ihre Hilfe großzügig gewährt.

Wien, im Oktober 1964 E. Lobenwein-Weinegg

# Inhaltsverzeichnis

# Einsender von Röntgenbildern

Landessanitätsrat Dr. V. KESZTELE, Lungenabteilung, Krankenhaus der Stadt Linz: Fall Nr. 21.

Professor Dr. W. KÖLE, II. Chirurg. Abtlg., Landeskrankenhaus Graz: Fall Nr. 39.

Primarius Dr. H. KOSS, Heilstätte Felbring, Niederösterreich: Fall Nr. 32 (zusammen mit Prof. Dr. SALZER).

Primarius Dr. K. MERKEL, Heilstätte Weyer, Oberösterreich: Fall Nr. 31.

Professor Dr. F. MLCZOCH, 2. Med. Abtlg. Wilhelminenspital, Wien: Fall Nr. 15 und (zusammen mit Prof. Dr. PAPE) Fall Nr. 5 und 8.

Dozent Dr. K. MUSSHOFF, Medizinische Universitätsklinik Freiburg i. Breisgau: (zusammen mit Dr. WOENCKHAUS) Fall Nr. 44, 52, 55.

Med.-Direktor Dr. OVERRATH, Sanatorium Bergisch Land, Wuppertal: Fall Nr. 34.

Dr. A. PADANYI, Tbc-Heilstätte Albrechtshaus, Blankenburg a. Harz: Fall Nr. 36, 37, 38, 50.

Professor Dr. R. PAPE, Röntgeninstitut Wilhelminenspital, Wien, siehe Prof. Dr. MLCZOCH.

Med.-Direktor Dr. G. REUSCH, Haus in der Sonne, Königstein i. Taunus: Fall Nr. 28, 29, 35, 45.

Professor Dr. G. SALZER, I. Chirurg. Abtlg. Krankenhaus Lainz der Stadt Wien: Fall Nr. 4, 6, 10, 11, 12, 13, 14, 26 und (zusammen mit Prim. KOSS) Fall Nr. 32.

Chefarzt Dr. G. SASSY-DOBRAY, Spital János kórház, Budapest: Fall Nr. 30.

Professor Dr. E. UEHLINGER, Pathologisches Institut der Universität Zürich: Fall Nr. 25, 42, 53.

Professor Dr. H.-J. VIERECK, Chirurg. Universitätsklinik Würzburg: Fall Nr. 9.

Dr. J. W. WOENCKHAUS, Wissenschaftlicher Assistent der Medizinischen Universitätsklinik Freiburg i. Breisgau, siehe Doz. Dr. MUSSHOFF.

Professor Dr. R. ZENKER, Chirurg. Universitätsklinik München: Fall Nr. 40, 41.

Lungenheilstätte Baumgartnerhöhe der Stadt Wien (Dir.: Prim. Dr. CL. LANGER): Fall Nr. 1, 2, 3, 7, 16, 17, 18, 19, 20, 22, 23, 24, 27, 33, 43, 46, 47, 48, 49, 51, 54.

# Untersuchungsmethoden

**Durchleuchtung.** Die Befunde, welche bei der Röntgendurchleuchtung erhoben werden, sind bildmäßig nicht darstellbar. Trotzdem soll diese Methode erwähnt werden, weil sie bei einem Großteil der Patienten als erste angewendet wird und somit häufig über Verdachtsbildung und Erfassung entscheidet. Sie hat den Vorteil, daß sie alle Regionen einer genauen Inspektion zugänglich macht, bei Feststellung pathologischer Befunde bereits eine ungefähre Lokalisation ermöglicht und außerdem die Funktion bzw. die Funktionsstörung des Organes erkennen läßt.

Es ist bekannt, daß die Durchleuchtung bei Feststellung auch nur geringfügiger pathologischer Veränderungen durch Röntgenaufnahmen ergänzt werden muß. Darüber hinaus ist es aber für die Frühdiagnose des Bronchuscarcinom von größter Bedeutung, daß bei anamnestischen oder klinischen carcinomsuspekten Symptomen in jedem Fall, auch bei anscheinend normalem Durchleuchtungsbefund, eine Röntgenaufnahme gemacht wird.

**Thoraxübersichtsfilm p.a.** Die Bedeutung der Röntgenaufnahme liegt einmal in ihrem Dokumentationswert. Es gibt aber auch subtile und doch charakteristische Veränderungen, die eher am Film als bei der Durchleuchtung festzustellen sind. Dazu gehören z.B. Ventilationsstörungen durch inkomplette Segmentbronchusverschlüsse, deren Erkennung durch den Vergleich der Aufnahmen in maximalem Inspirium und Exspirium erleichtert werden kann. Im allgemeinen muß man jedoch sagen, daß Durchleuchtung, Übersichtsfilm und Schirmbild für die Früherfassung des Bronchuscarcinom nicht ausreichend sind. Die Veränderungen sind oft so wenig charakteristisch oder so geringfügig, daß sich kein entscheidender Hinweis gewinnen läßt.

Für alle diese Untersuchungsmethoden gilt daher die Forderung, jeden erstmalig festgestellten pathologischen Röntgenbefund bei entsprechendem Alter so lange als carcinomverdächtig anzusehen, als das Gegenteil noch nicht bewiesen bzw. wahrscheinlich gemacht ist (SALZER)[1–3].

**Seitlicher Film.** Den ersten diagnostischen Fortschritt bei der Erkennung des Bronchuscarcinom bedeutet die routinemäßige Anfertigung von seitlichen Thoraxröntgenaufnahmen: sie ermöglichen, die segmentären Prozesse als solche zu erkennen und damit einen Teil der Frühfälle zu erfassen. Im Kapitel „Segmentsyndrom“ wird darauf ausführlicher eingegangen werden.

**Tomographie.** Mit den bisher genannten Untersuchungsmethoden wird es in der Mehrzahl der Fälle nicht gelingen, die für die Diagnose des Bronchuscarcinom entscheidende topographische Beziehung zwischen Bronchuswandveränderung und Parenchymprozeß

---

[1] FREY, E. K., u. H. LÜDEKE: Bösartige Lungengeschwülste. In: Handbuch der Thoraxchirurgie (E. DERRA). Berlin-Göttingen-Heidelberg: Springer 1958.

[2] SALZER, G.: Wandlungen der klinischen Problematik des Bronchuskarzinoms im letzten Jahrzehnt. I. Allgemeine Gesichtspunkte. Med. Klin. **57**, 426 (1962). — SALZER, G., M. WENZEL, R. H. JENNY u. A. STANGL: Das Bronchuscarcinom. Berlin-Göttingen-Heidelberg: Springer 1952.

[3] SPOHN, K., R. DAUM u. K. BENZ: Das Bronchialcarcinom. Langenbecks Arch. klin. Chir. **294**, 740 (1960).

darzustellen. Dafür eignet sich das Röntgen*schicht*verfahren[1–3] in ganz besonderer Weise, das demnach als der zweite große Fortschritt in der Diagnostik anzusehen ist. Je breiter die Indikation für diese Methode gestellt wird, um so vielfältiger wird ihr Aussagewert. Unter Ausnützung der idealen Gegebenheiten der Lunge vermittelt sie dem erfahrenen Untersucher eine so plastische, klare und detaillierte Vorstellung von den Veränderungen in der Lunge, wie sie selbst die pathologisch-anatomische Untersuchung in mancher Beziehung nicht zu geben vermag. Die röntgenologische Schnittführung kann nämlich, zum Unterschied von der anatomischen, in mehreren senkrecht oder schräg zueinander liegenden Ebenen[4–8] und außerdem als zeitlicher ,,Längsschnitt" erfolgen. Die tomographische Verlaufskontrolle muß daher bei allen Lungenerkrankungen die Regel sein. Bei Vorliegen klinischer Verdachtsmomente kann die tomographische Untersuchung selbst bei negativem Befund am Summationsbild angezeigt sein, um Veränderungen am Bronchialsystem frühzeitig darstellen zu können (s. Kapitel ,,Das negative Röntgenbild"). Die Anwendung von Simultankassetten[8, 9], die eine Belichtung von bis zu sieben Filmen pro Exposition ermöglichen, hat sich für diese orientierende Untersuchung sehr gut bewährt, allerdings müssen die technischen Voraussetzungen und genügende Erfahrung vorhanden sein.

**Bronchoskopie — Biopsie.** Das Röntgenverfahren liefert den Hinweis, erweckt einen mehr oder weniger überzeugenden *subjektiven* Verdacht und vermittelt Richtlinien in qualitativer und topographischer Hinsicht für weitere diagnostische Maßnahmen. Die *sichere* Diagnose ,,Bronchialcarcinom" kann jedoch nur auf Grund der mikroskopischen Verifizierung gestellt werden. Die Bronchoskopie ist daher schon zum Zwecke der *gezielten* Materialgewinnung für die histologische Untersuchung unbedingt notwendig. Außerdem ist sie unentbehrlich zur Erfassung rein endobronchial wachsender Tumoren, die röntgenologisch nicht darstellbar sind.

**Cytologie.** Eine weitere diagnostische Möglichkeit ist die cytologische Untersuchung des Sputums, des Bronchialsekretes und des mittels Katheterbiopsie gewonnenen Materials. Für die moderne Tumordiagnostik stellt die Cytologie den dritten und für die Zukunft bedeutungsvollsten Fortschritt dar, da sich hier die Möglichkeit einer echten Frühdiagnose[10–15] anbietet. Die Expektoration von Tumorzellen ist nämlich in den frühen

---

[1] Gebauer, A.: Die Bedeutung der Röntgenschichtuntersuchung für die Erkennung von Bronchialtumoren. Radiologe **1**, 58 (1961).

[2] Geisler, P., u. H. K. Parchwitz: Bedeutung von Bronchoskopie und Tomographie für die Diagnostik des Bronchuscarcinoms. Thoraxchirurgie **9**, 459 (1962).

[3] Link, R., u. F. Strnad: Tumoren des Bronchialsystems. Berlin-Göttingen-Heidelberg: Springer 1956.

[4] Arnold, E.: Topographie des grosses bronches par tomographies obliques. Bronches **11**, 223 (1961).

[5] Krieg, R.: Zur Technik der tomographischen Lungenuntersuchung, insbesondere zur Tomographie des Bronchialbaumes im schrägen Durchmesser. Ärztl. Forsch. **16**, 573 (1962).

[6] Lemoine, J. M., J. Fauvet, A. Clavy, J. Picard et A. Cattan: Les tomographies frontales obliques des carcinomes bronchiques primitives. Bronches **11**, 202 (1961).

[7] Mark, G.: Die Methode der schrägen Tomographie und ihre Bedeutung für die Lagebestimmung von Lungenprozessen. Fortschr. Röntgenstr. **79**, 567 (1953).

[8] Musshoff, K., u. J. Weinreich: Die Bedeutung des sagittalen Schichtbildes in der Diagnostik der Lungentuberkulose. Fortschr. Röntgenstr. **93**, 691 (1960).

[9] Teschendorf, W.: Fortschritte in der Diagnostik von Lungenerkrankungen durch Schichten in dreidimensionaler Aufnahmerichtung. Dtsch. med. Wschr. **84**, 1330 (1959).

[10] Felten, R., H. W. Knipping u. E. Liese: Zur Klinik des Bronchialkarzinom. Med. Klin. **57**, 1357, 1396 (1962).

[11] Fischnaller, M.: Die zytologische Diagnostik des Bronchuscarcinoms. Tagungsber. Österr. u. Süddtsch. Tuberk.-Ges. Salzburg, 13.—16. 6. 1963. Tuberkulose-Bücherei. Stuttgart: Georg Thieme 1964.

[12] Hilger, J. R.: Occult bronchogenic carcinoma. Case report. Ann. Otol. (St. Louis) **69**, 1131 (1960). Ref. Zbl. ges. Tuberk.-Forsch. **89**, 33 (1961).

[13] Lerner, M. A., H. Rosbach, H. A. Frank, and F. G. Fleischner: Radiologic localisation and management of cytologically discovered bronchial carcinoma. New Engl. J. Med. **264**, 480 (1961).

Stadien, in denen noch eine Ventilation der betroffenen Partien erfolgt, eher zu erwarten als im Stadium der kompletten Segment- und Lappenatelektase (MORAWETZ)[1].

**Bronchographie.** Der Wert der Bronchographie[2-4] setzt dort ein, wo die Sicht mittels Bronchoskop endet. Die Kontrastmitteldarstellung der Bronchuslichtung kann in eindrucksvoller, auch für den weniger geübten Betrachter überzeugender Weise den tomographischen Befund bestätigen und bekräftigen und unerwartete Details zur Darstellung bringen. Man wird daher diese Methode dann anwenden, wenn keine mikroskopische Verifizierung gelingt. Aus organisatorischen Gründen kann es von Vorteil sein, die Bronchographie in *einem* Untersuchungsgang mit der Bronchoskopie in Intubationsnarkose durchzuführen (SIGHART)[5]. Dies hat zwar den Nachteil, daß man dabei die Bronchusverhältnisse an einer „toten" Lunge untersucht und die Spontanbewegungen und Bewegungsmöglichkeiten des Bronchus nicht erfaßt. Dies ist aber für die Tumordiagnostik selten entscheidend, so daß wahrscheinlich die Vorteile der Narkose größer sind als die möglichen Nachteile. Als Kontrastmittel werden praktisch ausnahmslos wasserlösliche Substanzen verwendet.

**Entwicklung „in der Zeit".** Auch bei Einsatz aller diagnostischen Mittel wird es vorkommen, daß kein eindeutig positives oder negatives Ergebnis erzielt werden kann und die Diagnose im Zwielicht bleibt. Bei diesen, und nur bei diesen gut durchuntersuchten Fällen hat man das Recht, die Entwicklung „in der Zeit" für die Diagnostik heranzuziehen, um durch einen kurzfristigen Therapieversuch ein weiteres Kriterium zu gewinnen[6, 7].

**Thorakotomie — Lungenpunktion.** Die Indikation zur Thorakotomie sollte jedoch nicht von der Sicherung der Diagnose abhängig gemacht werden[8]. Vielmehr stellt die während der Thorakotomie mögliche histologische Untersuchung ein weiteres wichtiges diagnostisches Mittel dar.

Bei den peripheren Rundherden besteht auch die Möglichkeit, durch eine Lungenpunktion Material für eine pathologisch-anatomische Untersuchung zu gewinnen.

**Gang der Untersuchung**

Durchleuchtung und Thoraxübersichtsaufnahme in zwei Ebenen
Vergleich der Aufnahmen im Inspirium und Exspirium
Tomographie
Bronchoskopie
Methoden der Materialgewinnung (Sputum, Biopsie, Katheterbiopsie, Lungenpunktion)
Bronchographie
Thorakotomie

---

[14] WOOLNER, L. B., H. A. ANDERSEN, and PH. E. BERNATZ: "Occult" carcinoma of the bronchus. Dis. Chest **37**, 278 (1960).

[15] ZENKER, R., W. GRILL u. H. GLUM: Die Frühdiagnose des Bronchialkarzinoms als Teamwork von Praxis, Röntgenologie, Bronchoskopie und Zytologie. Mkurse ärztl. Fortbild. **10**, 208 (1960).

[1] MORAWETZ, F., u. E. SCHNETZ: Die zytologische Diagnose des Bronchuskarzinoms. Krebsarzt **18**, 408 (1963).

[2] ANACKER, H.: Lungenkrebs und Bronchographie. Stuttgart: Georg Thieme 1955; — Röntgendiagnostik des Lungenkrebses. Thoraxchirurgie **10**, 117 (1962). — ANACKER, H., u. G. LINDEN: Differentialdiagnose zwischen Karzinom und Entzündung im Lungenmantel mit Hilfe des Bronchogramms. Fortschr. Röntgenstr. **93**, 665 (1960).

[3] BRUNNER, A.: Die Lungenblutung in der Sicht des Chirurgen. Schweiz. med. Wschr. **91**, 409 (1961).

[4] REUSCH, G., u. W. BAUER: Der Lungenkrebs aus der Sicht eines Beobachtungskrankenhauses für Atmungsorgane. Med. Welt **1962**, 168, 297.

[5] SIGHART, H., u. I. KÖNIG: Über die klinische Bedeutung der kombinierten Bronchoskopie und Bronchographie. Kongreßber. Österr. Oto-Laryng. Ges. u. Intern. Broncho-Ösophagol. Ges. 1956, Wien.

[6] DENCK, H., u. P. WURNIG: Die Differentialdiagnose zwischen kleinem zentralem Segmentbronchuscarcinom und chronischer Pneumonie durch Terramycintherapie. Med. Klin. **56**, 741 (1961).

[7] WURNIG, P.: Die derzeitigen Grenzen der Diagnose des zentralen Bronchuskarzinom. Wien. klin. Wschr. **73**, 705 (1961).

[8] NEUGEBAUER, W.: Die chronische Lungenentzündung unter besonderer Berücksichtigung der Differentialdiagnose. Leipzig: Johann Ambrosius Barth 1961.

# Lappensyndrom

Wenn es zum vollständigen Verschluß eines Lappenbronchus durch den Tumor und in der Folge zur Apneumatose[1] des Lappens kommt, wird sich röntgenologisch

der Lichtungsabbruch des Bronchus sowie

eine homogene Verschattung des Versorgungsgebietes darstellen lassen. Das Röntgenbild dieses Lappensyndroms ist somit sehr charakteristisch, und die Diagnose kann häufig schon auf Grund des Summationsbildes mit großer Wahrscheinlichkeit gestellt werden.

Diese rasche Diagnosestellung ist aber in diesem Stadium nicht nur möglich, sondern auch notwendig, wenn nicht die Chance einer operativen Heilung für den Patienten verlorengehen soll.

Aus diesem Grund wurden die typischen Röntgenbilder der Lappensyndrome an den Beginn gestellt, obwohl es sich dabei nicht mehr um „Frühstadien" im eigentlichen Sinn des Wortes handelt.

Täuschungsmöglichkeiten ergeben sich bei den Lappensyndromen vor allem dadurch, daß die räumliche Ausdehnung und Lage des verschatteten Lappens je nach dem zugrunde liegenden pathologisch-anatomischen Prozeß wechselt: Die Verschattung ist beim atelektatischen Kollaps oder einer schrumpfenden Indurativpneumonie wesentlich kleiner, bei einer Anschoppung größer, als dem physiologischen Lappenbezirk zukommt. Zugleich mit der Änderung des Volumen kommt es auch zur Lageveränderung, wobei die kollabierten oder geschrumpften Lungenpartien weitgehend hinter anderen Schattenbezirken verschwinden können.

**Unterlappen.** Dies ist z.B. beim Lappensyndrom der Unterlappen[2,3], besonders des linken, sehr häufig der Fall, wie die Abb. 8, 9, 10 zeigen. Der Verschattungsbezirk des atelektatischen linken Unterlappens ist völlig durch den Herzschatten verdeckt. Bei genauer Betrachtung der Bilder läßt sich jedoch der Befund durch die vermehrte Helligkeit des überblähten Oberlappens, die atypische, „leere" Hiluskonfiguration und durch eine doppelte, auffallend kantige Herzkontur erkennen.

**Linker Oberlappen.** Eine sehr charakteristische Lageänderung macht auch der atelektatische linke Oberlappen[1,4] durch: Er kippt um die Achse des linken Hauptbronchus nach vorne basal, wobei die Unterlappenspitze hinter dem Oberlappen bis in das Kuppengebiet gestreckt wird. Das seitliche Bild läßt diese Lageänderung mit Vertikalstellung des Interlobärspaltes[2] sehr deutlich erkennen (Abb. 6b). Am p.a.-Film resultiert dadurch ein äußerst einprägsames Bild: eine homogene Verschattung des linken Epi- und Perihilärgebietes, während das Spitzenfeld, entsprechend der hochgedrehten Unterlappenspitze, in typischer Weise lufthaltig bleibt. Durch das „raumfüllende" Emphysem dieses Gebietes wird das Kollapsfeld des Oberlappens besonders hervorgehoben (Abb. 5a).

---

[1] Löffler, W.: Über Atelektase. Fortschr. Tuberk.-Forsch., Suppl. 1950.

[2] Bessler, W., u. D. Torrance: Die Erkennung von Lungenlappenatelektasen. Schweiz. med. Wschr. **90**, 1372 (1960).

[3] Frey, E. K., u. H. Lüdeke: Bösartige Lungengeschwülste. In: Handbuch der Thoraxchirurgie (E. Derra). Berlin-Göttingen-Heidelberg: Springer 1958.

[4] Zdansky, E.: Bemerkungen zur atelektatischen Retraktion des linken Oberlappens. Fortschr. Röntgenstr. **100**, 725 (1964).

Dieses ,,Überkippen" des atelektatischen Oberlappens unterbleibt jedoch, wenn die Oberlappenspitze durch einen vorangegangenen entzündlichen (tuberkulösen) Prozeß im Kuppengebiet pleural verwachsen ist. Bei Fall 51 läßt sich diese Entwicklung verfolgen: Ein Bronchuscarcinom führt zum Verschluß des linken Oberlappenbronchus und zur Atelektase des Lappens. Die ursprünglich in diesem Lappen gelegenen tuberkulösen Veränderungen sind hinter dem ,,Vorhang der Atelektase" (UEHLINGER)[1] verschwunden und auch tomographisch nicht mehr abzugrenzen. Der Schattenbezirk des atelektatischen Oberlappens läßt jedoch das Spitzenfeld nicht frei, da das Absinken des Oberlappens durch die Pleuraadhäsion im Kuppengebiet verhindert wird. Allein aus diesem Umstand kann noch auf die vorangegangene tuberkulöse Erkrankung geschlossen werden.

Die Kenntnis des typischen Röntgenbildes der linksseitigen Oberlappenatelektase beim Bronchuscarcinom ist deshalb von besonderer Bedeutung, weil durch die Rotation der Lappenbronchien eine Torquierung des linken Hauptbronchus erfolgen kann, welche die bronchoskopische und bioptische Verifizierung erschwert.

**Rechter Oberlappen.** Das Bild der Oberlappenatelektase rechts ist einfach zu erkennen: Die basale Begrenzung der hochgezogenen Lappenbasis ist bogenförmig konvex und im Uhrzeigersinn nach cranial rotiert. Als Folge der Volumenverkleinerung des Oberlappens sind Mittel- und Unterlappen vermehrt lufthaltig, und die Hiluskonfiguration ist durch Hochziehung vor allem der Mittellappengefäße verändert.

**Mittellappen.** Die maligne Genese eines Mittellappensyndrom ist am Übersichtsfilm weder zu erkennen noch auszuschließen (Grenzen der Röntgenologie). In jedem Fall muß daher auch bei der Mittellappenatelektase die Genese der Bronchostenose bronchoskopisch abgeklärt werden. Als Beispiel zeigt Fall 2 ein Mittellappensyndrom durch Bronchuscarcinom bei einem 25jährigen Mann.

Die angeführten anatomischen Veränderungen eines Lappens haben also zur Folge, daß das Röntgenbild des Lappenkollapses beim Bronchuscarcinom nicht mit jenem der Lappeninfiltration übereinstimmt. Die oft sehr eindrucksvollen (und entscheidenden) Unterschiede dieser Bilder zeigt schematisch nachfolgende Skizze. In ihr sind die ,,Lappeninfiltrationen" nach HAEFLIGER-MARK[2] schraffiert, während die Lappenatelektasen schwarz gezeichnet sind.

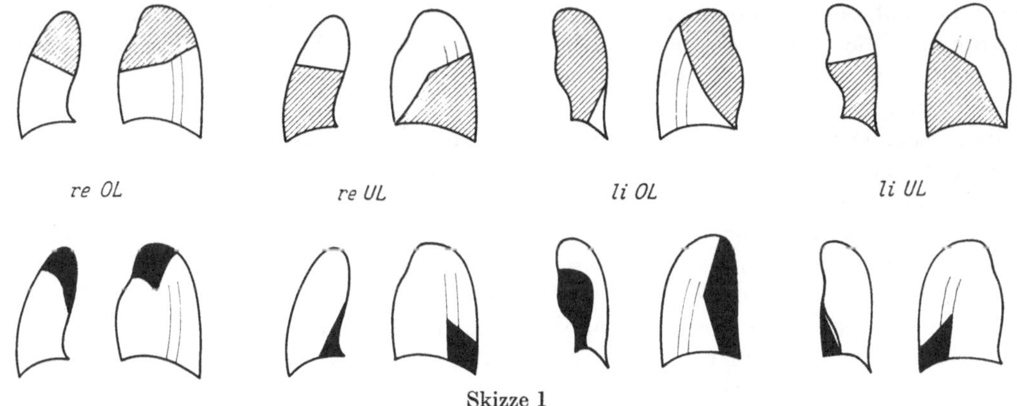


Skizze 1

[1] UEHLINGER, E.: Zit. bei HAEFLIGER, E., auf S. 141.

[2] HAEFLIGER, E., u. G. MARK: Segment und Tuberkulose. Berlin-Göttingen-Heidelberg: Springer 1956.

# Segmentsyndrom

Segmentsyndrom bedeutet: Verschattung eines Lungensegmentes bei Verschluß des Segmentbronchus. Es ist dies ein Anfangsstadium des zentralen Bronchuscarcinom (Stadium I)[1]. Wenn alle Patienten, bei denen es zur Entwicklung dieses charakteristischen Erscheinungsbildes kommt, rasch erfaßt werden könnten, wäre dies eine wesentliche Verbesserung der Frühdiagnose.

Die wichtigste Voraussetzung für die Diagnose ,,Segmentsyndrom" ist die Thoraxröntgenaufnahme in seitlichem Strahlengang[2, 3]. Das nachfolgende Schema nach HAEFLIGER-MARK[4] gibt die Erklärung dafür: Während nämlich die Segmentverschattung in der p.a.-Projektion als uncharakteristische, in der überwiegenden Mehrzahl unscharf begrenzte (und daher häufig verkannte!) flächenhafte Trübung imponiert, gibt sich der segmentäre Charakter auf den seitlichen Aufnahmen schlagartig durch die ,,Keilform" sowie die deutliche Beziehung zum Hilus zu erkennen. Dazu kommt noch, daß — infolge der räumlichen Anordnung der Lappenspalten — auf dem seitlichen Summationsfilm die den Lappenspalten zugewandten Begrenzungsflächen der Segmente scharf lineare Konturen ergeben.

Die gegen das Lappeninnere gerichteten Segmentgrenzen sind weniger scharf konturiert, wobei noch die Möglichkeit hinzukommt, daß durch das Nachbarsegment eine ,,kollaterale Ventilation" (v. HAJEK)[5] erfolgt. Der verschattete Bezirk ist dann auch kleiner als dem tatsächlich betroffenen Segment entspricht.

Auf die Irrtumsmöglichkeit, welche sich durch die Verkleinerung des Volumens und die Lageveränderung ergibt, wurde bereits im vorherigen Kapitel hingewiesen. Diese Gefahr besteht bei den Segmentsyndromen in noch höherem Maße als bei den Lappensyndromen. Wie unterschiedlich sich zwei pathologisch-anatomisch ähnliche Prozesse röntgenologisch darstellen können, zeigt ein Vergleich der Abb. 16 und 17. Bei dem ersten Patienten nimmt die Unterlappenspitzenverschattung den gleichen Raum ein, der dem Segment unter physiologischen Verhältnissen zukommt. Es findet sich eine flächenhafte Verschattung des rechten Mittelfeldes im p.a.-Bild und eine dreieckige im seitlichen Tomogramm, wobei die Spitze des Keiles im Hilusbereich, die Basis an der hinteren Thoraxwand liegt. Bei dem zweiten Patienten dagegen liegt ein Kollaps des Unterlappenspitzensegmentes rechts vor, der mit einer wesentlichen Volumenverkleinerung verbunden ist. Die segmentäre Verschattung wird dadurch im p.a.-Thoraxbild durch den Hilusschatten vollkommen verdeckt und könnte ohne seitliches Bild übersehen werden. Im seitlichen Tomogramm findet sich zwar ebenfalls eine schmale dreieckige Verschattung, jedoch liegt deren Basis am Hilus und die Spitze an der Peripherie.

---

[1] SALZER, G.: Wandlungen der klinischen Problematik des Bronchuskarzinoms im letzten Jahrzehnt. I. Allgemeine Gesichtspunkte. Med. Klin. 57, 426 (1962).

[2] LINK, R., u. F. STRNAD: Tumoren des Bronchialsystems. Berlin-Göttingen-Heidelberg: Springer 1956.

[3] OLBERT, F.: Wandlungen der klinischen Problematik des Bronchuskarzinoms im letzten Jahrzehnt. II. Die röntgenologische Erfassung von Verdachtsfällen. Med. Klin. 57, 428 (1962).

[4] HAEFLIGER, E., u. G. MARK: Segment und Tuberkulose. Berlin-Göttingen-Heidelberg: Springer 1956.

[5] HAJEK, H. v.: Die menschliche Lunge. Berlin-Göttingen-Heidelberg: Springer 1953.

Diese *Umkehrung der Form* ergibt sich daraus, daß in der Peripherie die beste Kollapsmöglichkeit besteht, so daß bei der Atelektase die Spitze des „Keiles" peripherwärts zeigt, während die Basis durch die Hilusformation gespreizt erhalten bleibt.

In beiden Fällen ist der Verschluß des Segmentbronchus im seitlichen Tomogramm nachweisbar. In beiden Fällen handelt es sich um ein Carcinom des rechten Unterlappen-

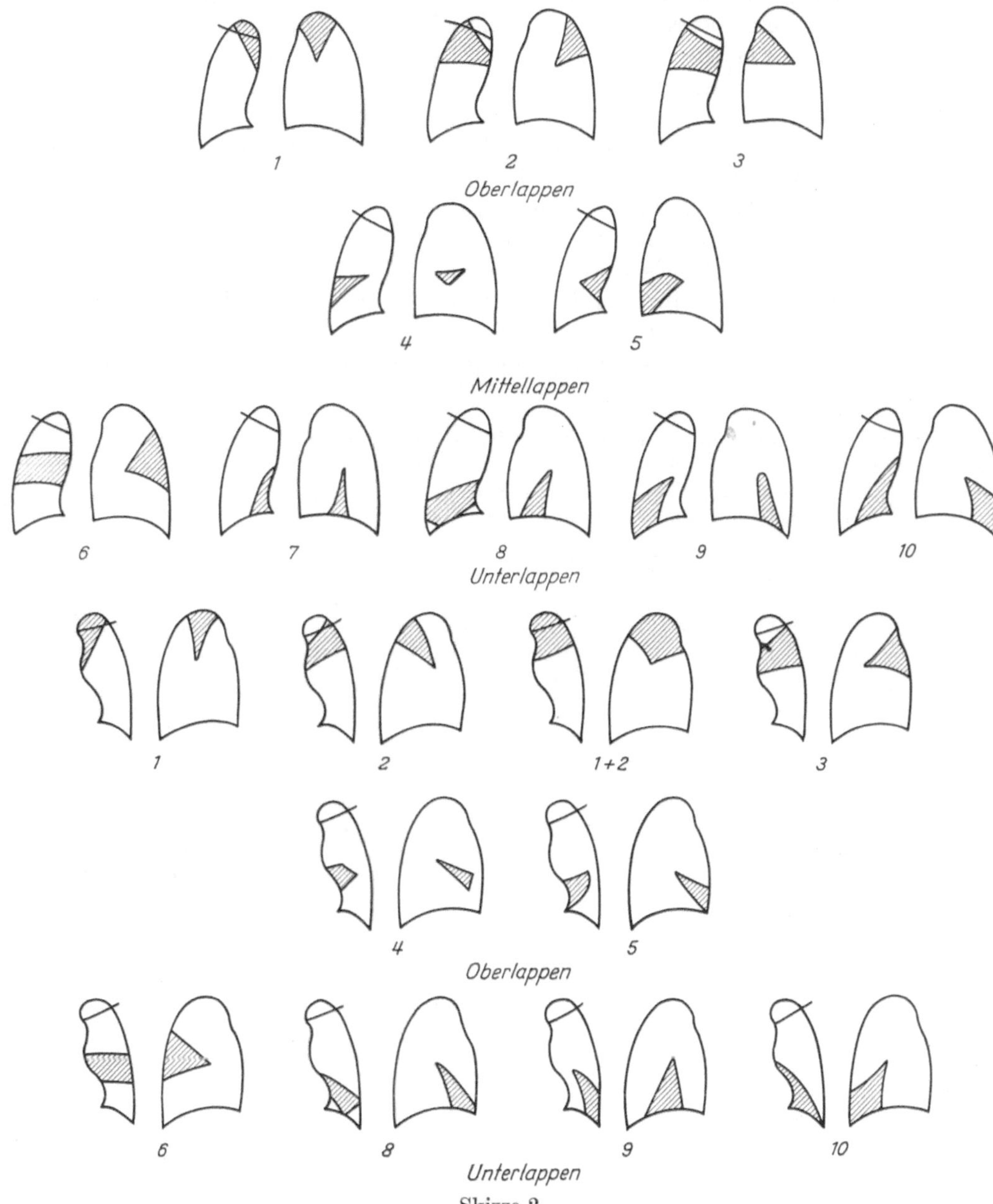


Skizze 2

spitzenbronchus. Der Unterschied im Röntgenbild ergibt sich nur aus der zufälligen Komplikation einer retrostenotischen Pneumonie bei dem erstgenannten Patienten (die allerdings, wie jede Begleitentzündung, die röntgenologische Erfassung wesentlich erleichtert).

In beiden Fällen war es ohne Schwierigkeiten möglich, die Diagnose optisch und bioptisch (Fall 16: Plattenepithelcarcinom, Fall 17: Adenocarcinom) zu verifizieren. Dies trifft jedoch nur für einen verhältnismäßig kleinen Teil der Segmentsyndrome zu, da von den Segmentostien — selbst unter optimalen Bedingungen — nur einige bronchoskopisch einsehbar sind. Bei allen anderen Fällen kommt dem charakteristischen Röntgenbild *die* entscheidende Bedeutung zur Aufrechterhaltung der Verdachtsdiagnose eines Bronchuscarcinom zu, selbst wenn bei der Biopsie ein negativer histologischer Befund erhoben wird. Der „falsch negative" histologische Befund ist bei diesen prognostisch so wichtigen Fällen geradezu typisch (LANGER)[1] und darf nicht als entscheidendes Argument gegen eine durch andere Kriterien wahrscheinliche Diagnose verwendet werden.

Bei den Patienten, bei denen auch die Cytologie im Stich läßt, kann auf eine kurzfristige Verlaufsbeobachtung unter intensiver medikamentöser Behandlung nicht verzichtet werden. Dabei besteht allerdings eine charakteristische Gefahr: unter der antibiotischen Therapie kommt es durch den Rückgang der Mantelentzündung zu einer Verkleinerung der Verschattung. Dies soll nicht als Zeichen für die Gutartigkeit des Gesamtprozesses angesehen werden. Ihre Ursache ist vielmehr — wie Fall 18 zeigt — eine zunehmende Schrumpfung des Segmentes, hier des medialen Mittellappensegmentes (r 5). Das p.a.-Bild täuscht. Es genügt daher nicht, nur am Beginn ein seitliches Bild zu machen, sondern man muß anläßlich der Kontrollen zur Verlaufsbeobachtung das Schicksal der Verschattung auch auf der seitlichen Aufnahme verfolgen.

Hier liegt die Problematik der röntgenologischen Diagnose in der Problematik der Segmentverschattung.

---

[1] LANGER, CL., E. LOBENWEIN u. E. DOKULIL: Die Bedeutung der Cytologie für die Frühdiagnose des Bronchuscarcinom. Praxis Pneumologie (Tuberk.-Arzt) **18**, 688 (1964); — LANGER, CL.: Die Problematik der Früherfassung. Tagungsber. Österr. u. Süddtsch. Tuberk.-Ges., Salzburg, 13. bis 16. 6. 1963. Tuberkulose-Bücherei. Stuttgart: Georg Thieme 1964.

# Ventilationsstörungen

Das erste Stadium einer Ventilationsstörung[1–6] ist für die röntgenologische Frühdiagnose des Bronchuscarcinom von besonderer Bedeutung. Es ist durch die gegenüber der Umgebung *herabgesetzte* Helligkeit eines umschriebenen Lungenbezirkes gekennzeichnet, deren Ursache ein verminderter Luftgehalt und eine vermehrte Flüssigkeitsansammlung im Versorgungsgebiet des erkrankten Bronchus ist (Fall 19).

Wenn es durch die fortschreitende Stenose zu einem Ventilmechanismus in der Bronchuslichtung kommt, so daß im Inspirium mehr Luft in das betroffene Gebiet einströmt, als im Exspirium ausgeatmet werden kann, wird das Parenchym aufgebläht, und gleichzeitig nimmt die Blutfülle ab (lokalisiertes, bronchostenotisches, obstruktives Emphysem). Röntgenologisch imponiert nun dieses Gebiet — besonders im Exspirium — ,,*heller*" als die Umgebung (WESTERMARKsches Zeichen) (Fall 21).

Man kann annehmen, daß ein derartiger Ventilmechanismus am Beginn eines Bronchuscarcinom häufig vorkommt. Er scheint jedoch außerordentlich passagère zu sein und bald von atelektatischen oder pneumonischen Veränderungen abgelöst zu werden, da man ihn so selten nachweisen kann. Wenn er aber vorliegt, so ist er ein Alarmsymptom. Seine besondere Bedeutung liegt darin, daß er eines der wenigen charakteristischen *röntgenologischen* Frühsymptome ist.

Viel häufiger ist aber die vermehrte Helligkeit eines Lungenfeldes bedingt durch Überdehnung *gesunder* Lungenpartien, wie sie in der Nachbarschaft atelektatischer Lappen regelmäßig auftritt. Dieses ,,raumfüllende", kompensatorische, restriktive Emphysem beruht nicht auf einem Ventilmechanismus. Es ist außerdem schon das Symptom eines fortgeschrittenen Krankheitsstadiums (s. ,,Lappensyndrom").

[1] FISCHER, F. K.: Bronchialerkrankungen. In: Lehrbuch der Röntgendiagnostik (SCHINZ-BAENSCH-FRIEDL-UEHLINGER). Stuttgart: Georg Thieme 1952.

[2] KRAUS, R., u. F. STRNAD: Das umschriebene Emphysem als wertvolles Differentialdiagnosticum des beginnenden Lungentumors. Radiologe **1**, 43 (1961).

[3] MEREAU, J.: Radiographie thoracique en inspiration et exspiration forcees. J. Radiol. Électrol. **44**, 846 (1963).

[4] RIGLER, L. G., and G. M. KELBY: Emphysema, an early roentgen sign of bronchogenic carcinoma. Radiology **49**, 578 (1947).

[5] WESTERMARK, N.: On bronchostenosis. Acta radiol. (Stockh.) **19**, 285 (1938).

[6] ZDANSKY, E.: Fortschritte der Röntgendiagnostik des Lungenkarzinoms. Mkurse ärztl. Fortbild. **10**, 210 (1960).

## Reversible Pneumonie

Das Bronchuscarcinom entsteht in der Wand des Bronchus. Noch bevor ein Tumor röntgenologisch oder auch pathologisch-anatomisch mit freiem Aug erkennbar ist *(Mikrocarcinom)*[1–6], führt die Verdrängung der normalen Schleimhautzellen durch Tumorzellen zu Störungen der Sekretion und der Luftdurchströmung, wodurch Infektion und Entzündung im Versorgungsgebiet begünstigt werden[7–9].

Das Auftreten dieser Begleitentzündung bedeutet — wie die initiale Hämoptoe bei der Tuberkulose — *die* Chance für eine frühzeitige Carcinomerfassung. Jede Pneumonie sollte daher bei einem Mann im Carcinomalter als sekundäre Pneumonie und damit als mögliches Erstsymptom eines beginnenden Bronchuscarcinom verdächtigt werden (MLCZOCH)[10].

Wenn es unter einer antibiotischen Therapie zur Rückbildung der Parenchymveränderungen kommt, bedeutet dies noch nicht die endgültige Entkräftung des Carcinomverdachtes[11]. Die Möglichkeit, das Carcinom nachzuweisen, ist vielmehr in diesem Remissionsstadium, in dem der Tumor „der Pneumonie entkleidet" ist, größer und muß daher auch voll genützt werden. Selbst wenn es nicht gelingt, zu einer definitiven Diagnose zu kommen, sind der Verdacht und die gewonnenen Befunde sehr wertvoll, weil sie die entscheidende Voraussetzung für die richtige Beurteilung des meist in kurzer Zeit folgenden pneumonischen Rezidives sind. Diese rezidivierende Pneumonie „am selben Ort" ist ein charakteristisches Symptom des Bronchialcarcinom (Fall 20 u. 22).

Die topographische, „logische" Beziehung zwischen Lichtungsabbruch des Bronchus und Parenchymverschattung ist der wichtigste Hinweis auf das Vorliegen eines Bronchuscarcinom. Das Versorgungsgebiet der Segment- und Subsegmentbronchien läßt sich im Tomogramm deutlich abgrenzen. Es bleibt immer der gleiche Parenchymbezirk, gleich-

---

[1] BALO, J.: Lungenkarzinom und Lungenadenom. Budapest: Verlag der Ungar. Akad. d. Wissensch. 1959; — Kleine Tumoren (Tumorlets) der Lunge. Arch. De Vecchi Anat. pat. **31**, 21 (1960). Ref. Zbl. ges. Tuberk.-Forsch. **87**, 238 (1960/61).

[2] ECK, H.: Über Miniatur- und Mikrokarzinome der Bronchien. Zbl. allg. Path. path. Anat. **86**, 306 (1950).

[3] HEINE, J.: Mikrokarzinome der Lunge. Z. ges. inn. Med. **7**, 33 (1952).

[4] PETERSEN, A. B., W. C. HUNTER, and V. D. SNEEDEN: Histological study of five minute pulmonary neoplasms believed to represent early bronchogenic carcinoma. Cancer (Philad.) **2**, 991 (1949).

[5] STOUT, A. P.: Pathogenesis of carcinoma of the lung. In: Tumors of the chest, s. SPAIN, D. M. auf S. 14.

[6] WIERMANN, W., J. R. McDONALD, and O. TH. CLAGETT: Occult carcinoma of the major bronchi. Surgery **35**, 335 (1954).

[7] LÜDEKE, H.: Bronchialkarzinom und Obstruktionspneumonitis. Langenbecks Arch. klin. Chir. **277**, 36 (1953).

[8] McDONALD, J. R., S. W. HARRINGTON, and O. T. CLAGETT: Obstructive pneumonitis of neoplastic origin. J. thotac. Surg. **18**, 97 (1949).

[9] WOOLNER, L. B., H. A. ANDERSEN, and PH. E. BERNATZ: "Occult" carcinoma of the bronchus. Dis. Chest **37**, 278 (1960).

[10] MLCZOCH, F.: Die Pneumonien. Tagungsber. Österr. u. Süddtsch. Tuberk.-Ges., Salzburg, 13.—16. 6. 1963. Tuberkulose-Bücherei. Stuttgart: Georg Thieme 1964.

[11] LUNDSGAARD-HANSEN, P.: Zur Diagnostik des Lungencarcimons. Thoraxchirurgie **10**, 153 (1962).

gültig ob er durch pneumonische Anschoppung vergrößert oder durch Kollaps- und Schrumpfungsvorgänge verkleinert ist. Der Nachweis dieser fixierten Beziehung: Bronchusverschluß—Parenchymveränderung ist gleichbedeutend mit dem Verdacht auf ein Bronchuscarcinom. Die notwendige gleichzeitige Darstellung von Bronchialsystem und Parenchym ist nur tomographisch möglich. Kurzfristige tomographische Verlaufskontrollen (und zwar auch in seitlichem Strahlengang) sind daher bei allen reversiblen Lungenveränderungen angezeigt und tragen wesentlich zur Frühdiagnose des Bronchuscarcinom bei (Fall 23).

Es gibt allerdings eine charakteristische Ausnahme: die pneumonische Form der Lungenadenomatose. Der durch eine Segment- oder eine Lappenverschattung erweckte Verdacht auf das Vorliegen eines Bronchuscarcinom wird im Verlauf der Untersuchung entkräftet, weil tomographisch und bronchologisch am Versorgungsbronchus dieses Gebietes kein pathologischer Befund nachzuweisen ist. Die richtige Diagnose „Alveolarzellcarcinom“ kann nur gestellt werden, wenn an diese seltene Tumorform gedacht wird und eine gezielte cytologische Untersuchung erfolgt (Fall 25).

Bei allen in diesem Kapitel gezeigten Fällen ist die Cytologie von entscheidender Bedeutung, um den röntgenologisch gewonnenen Verdacht bis zur therapeutischen chirurgischen Konsequenz untermauern zu können. Ohne diese Hilfe ist die Differentialdiagnose — auch gegenüber der Tuberkulose[1–3] — häufig nicht möglich. Besonders erschwert wird sie durch das gleichzeitige Vorkommen von tuberkulösen und geschwulstigen Veränderungen am selben Ort, z.B. beim Narbenkrebs nach tuberkulösem Lymphknoteneinbruch (Schwartz)[4]. Gerade in diesem Fall (Abb. 24) kommt — auch bei Rückbildung der Parenchymverschattung und scheinbar nachgewiesener tuberkulöser Genese der Bronchusstenose — dem cytologischen Befund größte Beweiskraft und entscheidende Bedeutung zu.

[1] Eiter, E.: Beitrag zur Differentialdiagnose Bronchuscarcinom-Lungentuberkulose. Wien. med. Wschr. **111**, 142 (1961).

[2] Rauch, H. W.: Maligne Lungengeschwülste im Krankengut einer Heilstätte und ihre Diagnose. Tuberk.-Arzt **17**, 94 (1963).

[3] Schröder, Kl. J.: Bilder zur Differentialdiagnose des Bronchuscarcinom. Chir. Praxis **6**, 545 (1962).

[4] Schwartz, Ph.: Pulmonary cancer and pulmonary tuberculosis. Acta tuberc. scand. **38**, 1 (1960).

## Das uncharakteristische Röntgenbild

Die Diagnose ,,Bronchuscarcinom“ wird bei der überwiegenden Mehrzahl der Patienten zu spät gestellt. Nur ein Viertel aller diagnostizierten Fälle ist noch operabel[1, 2], und nur ca. 10 % werden im Frühstadium[3] entdeckt. Dabei beträgt die Dauer der Anamnese durchschnittlich 8—14 Monate[4–6], häufig jedoch wesentlich länger[7].

Woran liegt es, daß das Bronchuscarcinom nicht rechtzeitig erkannt wird, obwohl doch gerade die Lunge die idealen Voraussetzungen für eine röntgenologische Frühdiagnose zu bieten scheint? Eine Ursache ist zweifellos der Umstand, daß die röntgenologischen Erscheinungsbilder im Anfangsstadium des Carcinom nicht als tumorsuspekt beurteilt werden, weil sie scheinbar typische Befunde bei banalen oder spezifischen entzündlichen Erkrankungen vortäuschen.

Die Fälle 26—31 sind Beispiele dafür, hinter welch uncharakteristischen oder scheinbar für andere Erkrankungen charakteristischen Erscheinungsbildern sich eine maligne Bronchuserkrankung verbergen kann. Zu diesen ,,Masken“[8] gehören vor allem streifige und fleckige Herdbildungen in einem umschriebenen Lungenbezirk, wie sie sich bei allen möglichen Prozessen[9], auch bei tuberkulöser Streuung oder bronchopneumonischer Erkrankung finden.

Voraussetzung für die Diagnose in diesem Stadium ist der immer wache Verdacht, die klinische Beobachtung und das Bewußtsein des Arztes, im Augenblick der ersten Feststellung eines pathologischen Lungenprozesses eine große Verantwortung[10] zu übernehmen, die bis zur endgültigen Klärung der Diagnose getragen werden muß. Sofern nicht zwingende oder wenigstens sehr wahrscheinliche Symptome für eine entzündliche Genese vorliegen, müssen alle Möglichkeiten der Carcinomdiagnostik genützt werden.

Durch Thoraxaufnahmen in seitlichem Strahlengang läßt sich manchmal erkennen, daß die scheinbar diffus verstreuten Herde in Wirklichkeit auf ein Segment beschränkt sind, ein Befund, der immer suspekt auf einen malignen, endobronchialen Prozeß angesehen werden muß (Fall 26).

[1] Glum, H.: Ist eine Verbesserung der Frühdiagnose des Bronchialkarzinoms möglich? Münch. med. Wschr. **104**, 835 (1962).

[2] Spohn, K., R. Daum u. K. Benz: Das Bronchialcarcinom. Langenbecks Arch. klin. Chir. **294**, 740 (1960).

[3] Kutschera, W.: Die rechtzeitige Diagnose des Bronchuscarcinom. Praxis Pneumolog. (Tuberk.-Arzt) **18**, 379 (1964).

[4] Berndt, H.: Verschleppungszeit und Prognose des Bronchialkarzonims. Krebsarzt **17**, 313 (1962).

[5] Mülly, K.: Die Geschwülste der Lunge, Pleura und Brustwand. In: Handbuch der inneren Medizin, Bd. IV, Teil 4. Berlin-Göttingen-Heidelberg: Springer 1956.

[6] Svoboda, Vl.: Die prätherapeutische Periode des Lungencarcinom. Ref. Zbl. ges. Tuberk.-Forsch. **91**, 397 (1962).

[7] Rauch, H. W.: Maligne Lungengeschwülste im Krankengut einer Heilstätte und ihre Diagnose. Tuberk.-Arzt **17**, 94 (1963).

[8] Rigler, L. G.: Roentgen diagnosis of bronchogenic carcinoma. In: Tumors of the chest, s. Spain, D. M. auf S. 14.

[9] Mlczoch, F.: Die Lunge als Spiegel von Allgemeinerkrankungen. Vortrag, gehalten in der Gesellschaft der Ärzte, Wien, 4. 10. 1963. Erscheint in Wien. klin. Wschr.

[10] Link, R., u. F. Strnad: Tumoren des Bronchialsystems. Berlin-Göttingen-Heidelberg: Springer 1956.

Die tomographische Darstellung einer Wandunregelmäßigkeit oder eines Lichtungsabbruchs am Versorgungsbronchus eines betroffenen Gebietes kann ein wichtiger erster Hinweis auf das Vorliegen eines Bronchuscarcinom sein (Fall 27).

In beiden genannten Fällen war eine bronchoskopische und eine bioptische Verifizierung möglich. In anderen Fällen wird man versuchen, durch den bronchographischen Nachweis eines Segmentbronchusverschlusses ein oft entscheidendes zusätzliches Indiz zu gewinnen (Fall 28 und 29).

Manchmal wird allerdings erst die Zusammenarbeit zwischen Kliniker und Pathologen anläßlich der pathologisch-anatomischen Untersuchung des Resektionspräparates die endgültige Diagnose erstellen. Das Bronchuscarcinom ist ja im Frühstadium, als „Mikrocarcinom", mit freiem Auge nicht erkennbar[1]. Damit also die Gewebsprobe zur histologischen Untersuchung an der richtigen Stelle entnommen wird, soll der Kliniker dem Pathologen genau den Subsegment- oder den Segmentbronchus bezeichnen, der röntgenologisch suspekt erschien bzw. in dessen Versorgungsgebiet die Parenchymveränderungen festgestellt wurden (Fall 30). Wenn diese gezielte histologische Untersuchung des Lungenresektats unterbleibt und das beginnende Bronchuscarcinom nicht pathologisch-anatomisch gefunden wird, kann die Entmutigung des Klinikers zu einem zusätzlichen Hindernis der Verbesserung der Frühdiagnose des Bronchuscarcinom werden.

Diese Überlegungen gelten auch für alle übrigen Erscheinungsformen, besonders für die Segmentsyndrome (Fall 18) und reversiblen Pneumonien (Fall 22).

---

[1] Wiermann, W., J. R. McDonald, and O. Th. Clagett: Occult carcinoma of the major bronchi. Surgery **35**, 335 (1954).

# Das negative Röntgenbild

Das zentrale Bronchuscarcinom ist klinisch keineswegs stumm. Die Symptome werden allerdings für unbedeutend gehalten und führen selten frühzeitig zu einer ärztlichen Konsultation (Mikrosymptomatologie). Nur ein Symptom ist fast immer Anlaß einer Röntgenuntersuchung: Hämoptysen.

Hier setzt nun eine Gefahr für den Patienten und eine Verantwortung für den Arzt ein: Wenn — wie dies häufig der Fall ist — die Durchleuchtung beispielsweise keinen pathologischen Befund erkennen läßt, darf man sich damit nicht zufriedengeben. Der Patient, durch das negative Untersuchungsergebnis beruhigt, ist geneigt, auch rezidivierenden Blutungen keine Bedeutung mehr beizumessen. Es ist also in jedem Fall eine Röntgenkontrolle in spätestens 4 Wochen anzuraten bzw. anzuordnen (Mlczoch)[1].

Wenn die klinische Symptomatologie den Verdacht auf ein Bronchuscarcinom erweckt, wird man auch bei negativem Durchleuchtungsbefund zusätzliche Untersuchungen anschließen. Unerläßlich ist eine Röntgenaufnahme, um bei späteren Kontrollen eine objektive Vergleichsmöglichkeit zu haben. Außerdem sind subtile, für diese früheste Diagnose „Bronchuscarcinom" ausschlaggebende Veränderungen nur auf der Röntgenaufnahme erkennbar. Dazu gehören vor allem die Belüftungsstörungen umschriebener kleiner Lungenbezirke, wie sie im Kapitel „Ventilationsstörungen" besprochen wurden.

Die Reihenfolge der sonstigen Untersuchungsmethoden ergibt sich in dieser speziellen Situation schon aus dem Grad der Belästigung und Belastung, den sie für den Patienten bedeuten. Die schonendste und in jedem Fall zumutbare Untersuchung ist zweifellos die *Tomographie*. Mit ihr kann es auch bei negativem Übersichtsfilm in einzelnen Fällen gelingen, einen Hinweis auf einen malignen Prozeß nicht nur im Bereich von Lappen- und Segment-, sondern auch von Subsegmentbronchien zu finden, der dann durch die gezielte (und dadurch wesentlich exaktere), bronchoskopische oder bronchographische Untersuchung verifiziert werden kann (Fall 19).

Ausschlaggebend für die Intensität der Untersuchung ist das klinische Bild. Auch wenn alle Röntgenuntersuchungen, einschließlich der Tomographie, negativ verlaufen, wird man sich bei entsprechendem Verdacht zur Bronchoskopie und Biopsie entschließen, weil dadurch die Möglichkeit besteht, ein Bronchuscarcinom „in situ"[2–9] oder ein Mikro-

---

[1] Mlczoch, F.: Die Haemoptoe. Paracelsus Beiheft: 14. Ärztetreffen in Kärnten, Mai 1962.

[2] Black, H., and L. V. Ackerman: The importance of epidermoid carcinoma in situ in the histogenesis of the lung. Ann. Surg. **134**, 44 (1952).

[3] Gray, S. H., and J. Cordonniere: Early carcinoma of the lung. Arch. Surg. **19**, 1618 (1929).

[4] Giese, W.: Die Atemorgane. In: Lehrbuch der speziellen pathologischen Anatomie (Kaufmann-Staemmler), Bd. II, Teil 3. Berlin: W. de Gruyter 1960.

[5] Spain, D. M., and V. Parsonnet: Multiple origin of minute bronchiolargenic carcinomas. Cancer (Philad.) **4**, 277 (1951). — Spain, D. M.: Tumors of the chest. New York: Grune & Stratton 1960.

[6] Stout, A. P.: Pathogenesis of carcinoma of the lung. In: Tumors of the chest, s. Spain, D. M.

[7] Umiker, W., and C. F. Storey: Bronchogenic carcinoma in situ. Cancer (Philad.) **5**, 369 (1952).

[8] Williams, M. J.: Extensive carcinoma in situ in the bronchial mucosa associated with two invasive bronchial carcinomas. Cancer (Philad.) **5**, 740 (1952).

[9] Papanicolaou, G. N., and J. Koprowska: Carcinoma in situ of the right lower bronchus. Cancer (Philad.) **4**, 141 (1951).

carcinom[1], das sich infolge seiner Kleinheit und des Fehlens entzündlicher Begleitveränderungen röntgenologisch noch nicht darstellen läßt, zu erfassen (Fall 32).

Der Fall 34 zeigt eine scheinbare „Zufallsentdeckung" durch Bronchographie. In Wirklichkeit war aber nicht der Zufall für die frühzeitige Diagnose ausschlaggebend, sondern die bei der Aufnahme des Patienten einsetzende und konsequent durchgeführte exakte Diagnostik. Sie führte zur Korrektur der Einweisungsdiagnose (statt „Oberlappentuberkulose" — posttraumatische Pneumonie) und schließlich, nach Normalisi-e rung des Röntgenbefundes, durch die (zwecks Ausschluß von Bronchiektasien durchgeführte) Bronchographie zur Aufdeckung eines kleinen zentralen Bronchuscarcinom im Bereich eines transponierten Segmentbronchus (r 1)[2].

---

[1] Hilger, J. R.: Occult bronchogenic carcinoma. Case report. Ann. Otol. (St. Louis) **69** 1131 (1960). Ref. Zbl. ges. Tuberk.-Forsch. **89**, 33 (1961).

[2] Lemoine, J. M., J. Fauvet et Y. Rose: Carcinome d'une bronche tracheale. Bronches **12**, 383 (1962).

# Peripherer Rundherd

Das im Lungenmantel isoliert liegende Carcinom ohne röntgenologisch nachweisbaren Zusammenhang mit dem Bronchialsystem stellt ein diagnostisches Problem für sich dar. Das Hauptanliegen der folgenden Bilder ist die Demonstration eines uns wesentlich erscheinenden Umstandes:

Die Diagnose „Bronchuscarcinom" *kann* in manchen Fällen auf Grund eines typischen Röntgenbefundes gestellt werden.

Die Feststellung „kein Carcinom" kann hingegen beim peripheren Rundherd in *keinem* Fall röntgenologisch getroffen werden[1–5].

Aus Lokalisation, Größe, Form, Begrenzung, Schichtung, Verkalkung, aus Wachstumsgeschwindigkeit oder fehlendem Wachstum in begrenzter Zeit, sowie aus dem Verhalten der Umgebung ergibt sich kein Kriterium, das mit Sicherheit *gegen* den malignen Charakter des Rundherdes angeführt werden kann.

Dies gilt ebenso wie für das periphere Bronchuscarcinom auch für die als peripherer Rundherd in Erscheinung tretende Form der Lungenadenomatose (Fall 42).

Die Aufgabe des Röntgenologen ist es nicht, auszusagen, *was* ein Rundherd ist, sondern *wo* er ist und allenfalls was er sein *könnte*. Es genügt nicht, den Herd selbst röntgenologisch darzustellen, vielmehr muß durch eine tomographische Untersuchung (in zwei Ebenen) eine genaue Segmentlokalisation und Abbildung des Rundherdes in Zusammenhang mit dem zugehörigen Bronchialsystem (Katheterbiopsie!) erfolgen.

Die Bilder 35—42 sollen nur unterstreichen, wie gefährlich es wäre, beim malignen peripheren Herd ein bestimmtes „charakteristisches" Röntgenbild vorauszusetzen.

Die *Prognose* des peripheren Carcinom ist deswegen besonders unsicher, weil aus der Größe bzw. Kleinheit des Tumors kein Schluß auf das Vorhandensein oder Nichtvorhandensein von Metastasen abgeleitet werden kann. Es kann sogar vorkommen, daß die Metastasen in Erscheinung treten, bevor der Primärtumor in der Lunge röntgenologisch darstellbar ist: Bei Fall 41 wurde wegen eines großen Hilustumors rechts eine Pneumektomie durchgeführt. Die Lymphknotenvergrößerung erwies sich als Metastase eines nur wenige Millimeter messenden peripheren Bronchuscarcinom in der Wand einer Emphysemblase im rechten Oberlappen, das auch retrospektiv am Film nicht erkennbar ist.

---

[1] Hein, J.: Zur Differential-Diagnose und Therapie der Rundherde. Internist **1**, 54 (1960).

[2] Herink, M., u. F. Lindner: Zur Diagnostik und Prognose der malignen Rundherde in der Lunge. Dtsch. med. Wschr. **86**, 576 (1961).

[3] Geisler, P., u. R. Haan: Der Lungenrundherd. Bruns' Beitr. klin. Chir. **208**, 97 (1964).

[4] Liener, H., u. O. Jahn: Beiträge zur Problematik der Rundherde. Radiol. Austr. **14**, 179 (1963).

[5] Pellet, J. R., and J. W. Gale: The solitary pulmonary lesion. What is it? What is the treatment? Arch. Surg. **83**, 81 (1961).

# Tumorkaverne

Höhlenbildungen sind in Lungencarcinomen häufig zu beobachten. Sie finden sich sowohl beim zentralen Bronchuscarcinom, das sich als Tumorknoten entwickelt („zentrales Carcinom vom peripheren Typ"[1]), als auch beim peripheren Rundherd.

Für die Diagnostik besteht zwischen diesen beiden Formen ein wesentlicher Unterschied: Das zerfallende zentrale Bronchuscarcinom ist tomographisch durch die charakteristische Wandveränderung des Bronchus leicht zu erkennen (Fall 43 und 44). Das zerfallende periphere Bronchuscarcinom jedoch, bei dem kein Zusammenhang mit dem Bronchialsystem nachweisbar ist, bietet die gleichen diagnostischen (und prognostischen) Schwierigkeiten wie der periphere Rundherd. Auch hier wird in einigen Fällen die Diagnose möglich sein. Die Entscheidung „kein Carcinom" soll jedoch auf Grund der Röntgenmorphologie nicht getroffen werden. Die Lage der Höhlenbildung im Herd, die Dicke und Begrenzung ihrer Wand, das Schwinden der Aufhellung (durch Vollaufen) können Hinweise für die Tumorgenese geben, gestatten jedoch nicht den Ausschluß eines Carcinom. Im Einzelfall kann die Tumorhöhle nach rein röntgenologischen Kriterien sowohl einer Kaverne als auch einer Absceßhöhle gleichen.

Sicherlich wird ein Untersucher, der über große Erfahrung verfügt, sich gedrängt fühlen, röntgenologisch zu einer ätiologischen, pathologisch-anatomischen Diagnose zu kommen und auch häufig recht behalten. Es ist jedoch sehr schwierig, zu versuchen, diese auf subjektiver und vielfach unterbewußt registrierter Erfahrung beruhende Sicherheit in Form von Röntgensymptomen zu objektivieren und weiterzugeben. Auch der Erfahrene wird immer wieder feststellen, daß die Röntgenmorphologie als diagnostisches Kriterium bei den isoliert im Lungenparenchym liegenden Herden mit und ohne Höhlenbildung im Stiche läßt.

Der Röntgenologe sollte in diesem Fall auf die Unsicherheit der Diagnose hinweisen („Rundherd oder Höhle jedmöglicher Genese"). Er kann auf Grund der von ihm festgestellten Topographie des Herdes entscheidende Hinweise für die weiteren Möglichkeiten der Diagnostik anführen, wie z.B. Katheterbiopsie bei Bronchusnähe, Lungenpunktion bei subpleuraler Lage.

---

[1] Salzer, G., M. Wenzel, R. H. Jenny u. A. Stangl: Das Bronchuscarcinom. Berlin-Göttingen-Heidelberg: Springer 1952.

# Begleitcarcinom — Kavernencarcinom

Bei jeder chronischen Lungenerkrankung[1–5] kann es — entsprechend der heutigen Vorstellung über die Bedeutung eines chronischen Reizes für die Pathogenese des Carcinom — zur Bildung eines Carcinom kommen. Die diagnostischen Situation ist dadurch gekennzeichnet, daß ein jahrelang bestehender Lungenprozeß an einer Stelle eine Änderung erfährt.

Bronchialcarcinom und Lungentuberkulose kommen nach übereinstimmenden Untersuchungen[1,6–17] gehäuft miteinander vor, ohne daß in den meisten Fällen sichere pathogenetische Zusammenhänge nachweisbar sind (Kollisionscarcinom)[6]. Die wichtigste Folge dieser Erkenntnis liegt darin, daß man bei Vorhandensein einer alten Tuberkulose nicht das Hinzutreten eines Carcinom übersehen darf.

Röntgenologische Hinweise für die Entwicklung eines Bronchuscarcinom neben einer Lungentuberkulose sind das Auftreten von Segmentsyndromen oder segmentär angeordneten Herden während der Behandlung. Jede Zunahme von Schattenbezirken bedeutet

[1] Delarue, J.: Les lesions tuberculeuse associees aux cancers bronchiques. Etude anatomique. Presse méd. **63**, 1788 (1955); — Delarue, J., R. Abelanet, R. Depierre, Mme Y. Houdard, J. Pointillart et R. Capitaine: Coexistence d'un cancer épidermoide sur cavité residuelle d'abcès pulmonaire et d'un aspergillome intracavitaire. J. franç. Méd. Chir. thor. **18**, 283 (1964).

[2] Kutschera, W.: Die rechtzeitige Diagnose des Bronchuscarcinom. Praxis Pneumolog. (Tuberk.-Arzt) **18**, 379 (1964).

[3] Rosenblatt, M. B., and Muhtar Yildiz: Bronchogenic carcinoma: relation to antecedent pulmonary infection. Dis. Chest **44**, 598 (1963).

[4] Spohn, K., R. Daum u. K. Benz: Das Bronchialcarcinom. Langenbecks Arch. klin. Chir. **294**, 740 (1960).

[5] Zander, W.: Mitteilung eines Falles von Lymphogranulomatose mit Bronchialkarzinom. Ärztl. Forsch. **17**, 334 (1963).

[6] Attinger, E.: Über die Kombination von Lungenkarzinom und Lungentuberkulose. Onkologia **3/3**, 140 (1950).

[7] Bariety, M., et R. Rulliere: Carcinome bronchique et tuberculose pulmonaire. Rev. Tuberc. (Paris) **27**, 1 (1963).

[8] Campbell, R., and F. A. Hughes jr.: The development of bronchogenic carcinoma in patients with pulmonary tuberculosis. J. thorac. cardiovasc. Surg. **40**, 98 (1960).

[9] Carey, J. M., and A. E. Greer: Bronchogenic carcinoma complicating pulmonary tuberculosis. Ann. intern. Med. **49**, 161 (1958).

[10] Hackl, H.: Lungentuberkulose und Bronchuskarzinom. Tuberk.-Arzt **13**, 643 (1959).

[11] Meyer, H.: Beitrag zur Diagnose und Klinik bei gemeinsamen Vorkommen von Lungentuberkulose und Lungenkrebs. Ärztl. Wschr. **1958**, 337.

[12] Mobachan, H.: Coexistence of pulmonary carcinoma and active tuberculosis of the lung. J. int. Coll. Surg. **31**, 64 (1959).

[13] Rabuchin, A. E.: Die Entwicklung des Lungenkrebses und seine Wechselbeziehung zur Tuberkulose. Z. Tuberk. **117**, 281 (1962).

[14] Rauch, H. W.: Maligne Lungengeschwülste im Krankengut einer Heilstätte und ihre Diagnose. Tuberk.-Arzt **17**, 94 (1963).

[15] Westergreen, A.: One hundred cases of pulmonary carcinoma analyzed with reference to tuberculosis. Acta chir. scand., Suppl. **245**, 129 (1959).

[16] Wurm, H.: Lungenkrebs und Tuberkulose. Ref. Ber. allg. spez. Path. **57**, 40 (1963).

[17] Zdansky, E.: Fortschritte der Röntgendiagnostik des Lungenkarzinoms. Mkurse ärztl. Fortbild. **10**, 210 (1960); — Bemerkungen zur atelektatischen Retraktion des linken Oberlappens. Fort. Röntgenstr. **100**, 725 (1964).

beim jugendlichen Patienten einen Hinweis auf therapieresistente Erreger, beim älteren den Verdacht auf ein zusätzliches Carcinom.

Während im allgemeinen die Entwicklung eines Bronchuscarcinom bei bestehender Lungentuberkulose also zu einer Summation von Röntgenveränderungen führt, gibt es Einzelfälle, bei denen eine Substraktion festzustellen ist (Fall 51):

durch Kollaps und Schrumpfung eines Segmentes bei Entwicklung einer malignen Bronchusstenose,

durch das Verschwinden der tuberkulösen Lungenherde hinter dem „Vorhang der Atelektase", so daß sie trotz Vorbefunde auch tomographisch nicht mehr nachweisbar sind,

schließlich durch den Umstand, daß der tuberkulöse Prozeß therapeutisch beeinflußbar und rückbildungsfähig sein kann, auch wenn sich gleichzeitig ein Bronchuscarcinom entwickelt.

Bei Mischstaubpneumokoniosen können Segment- und Lappenatelektasen bedingt sein durch

eine obliterierende Mischstaubbronchitis,
eine zusätzliche Bronchialtuberkulose,
ein hilusnahes Bronchus- oder Lungenparenchymcarcinom (UEHLINGER)[1].

Fall 53 zeigt bei einem Patienten mit einer Gießersilikose zweiten Grades eine Oberlappenmantelatelektase mit gereinigter Absceßkaverne infolge Verschluß des rechten Oberlappenbronchus durch ein kirschgroßes, hilusnahes Adenocarcinom.

Besondere Formen der Koinzidenz stellen das Karvenencarcinom und das Carcinom des Ableitungsbronchus dar. Die Fälle 54 und 55 beweisen die Schwierigkeit der röntgenologischen Diagnose bei diesen Formen:

Fall 54: Ein Kavernencarcinom, eine „Zufallsentdeckung" nach Lobektomie wegen therapieresistenter Oberlappenkaverne und damit einer der wenigen echten Frühfälle.

Fall 55: Ein Drainagebronchuscarcinom bei kavernöser Silikotuberkulose, bei dem nur durch das rechtzeitige Darandenken und durch eine gezielte Bronchographie die Diagnose intra vitam gestellt werden konnte.

[1] UEHLINGER, E.: Mischstaubpneumokoniose und Atelektase. Arch. Gewerbepath. Gewerbehyg. **13**, 496 (1955).

# Schlußwort

„Frühdiagnose" eines Carcinom ist ein relativer Begriff. In diesem Buche wurde er etwa in dem Sinn verwendet, daß nach der Stellung der Diagnose noch ein erfolgversprechendes und gleichzeitig „sparsames"[1] chirurgisches Vorgehen möglich war.

Dementsprechend wurden einige, in ihrem Röntgenbild charakteristische Verlaufsformen des Bronchuscarcinom nicht besprochen, wie z.B. die oesophageale und mediastinale, die hiläre oder pleurale Form.

Die Frage der Frühdiagnose sollte aber nicht nur vom Gesichtspunkt der Operabilität aus gesehen werden. Die Fortschritte in der Theorie der Krebsentstehung und der Chemotherapie des Carcinom scheinen darauf hinzuweisen, daß sich für die Zukunft zusätzliche und neue Wege der Behandlung ergeben werden[2].

Wie immer aber diese Therapie der Zukunft sein wird, immer wird die möglichst frühe Diagnose eine eminent wichtige und vielfach entscheidende ärztliche Aufgabe sein.

Einige Wege in dieser Richtung zu zeigen, ist das Anliegen dieses Buches.

---

[1] JENNY, R. H.: Operative Probleme beim Bronchuscarcinom. Thoraxchirurgie **10**, 134 (1962).

[2] BAUER, K.-H.: Das Krebsproblem. Berlin-Göttingen-Heidelberg: Springer 1963.

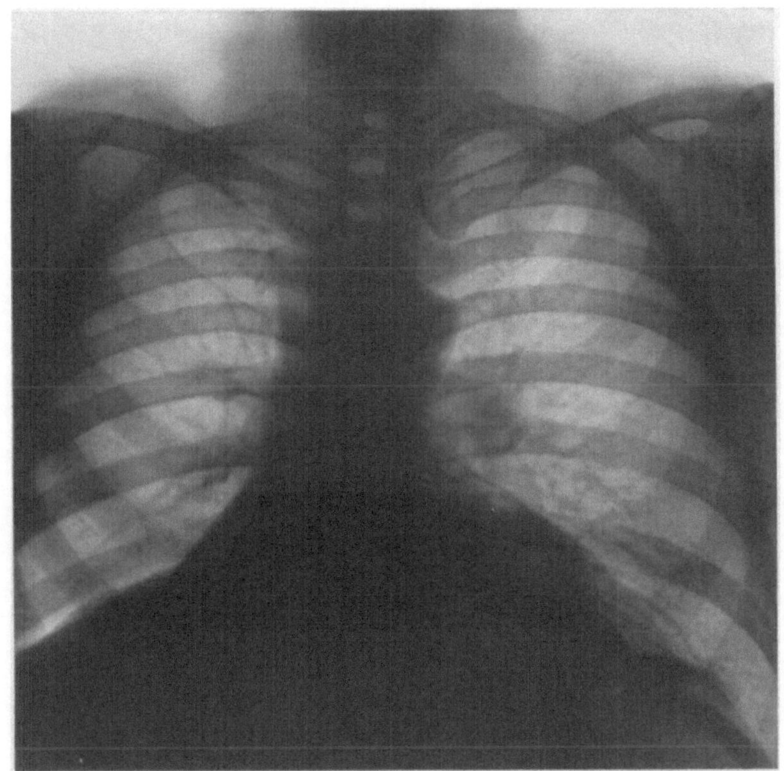

Abb. 1 9. 1. 1956

**Fall 1** Baumgartnerhöhe, Wien

Karl J., 50 Jahre

Atelektase des rechten Unter- und Mittellappens bei Zwischenbronchuscarcinom (großzellig-solid).

**Diagnostischer Hinweis:**

*Thoraxübersichtsfilm:* Typische dreieckige Verschattung des rechten medialen Mittel- und Unterfeldes. Vermehrte Helligkeit des rechten Oberfeldes durch „raumfüllendes" Emphysem.

**Bestätigung:**

Tomographie, Bronchoskopie, Biopsie, Thorakotomie (inoperabel).

**Fall 2**

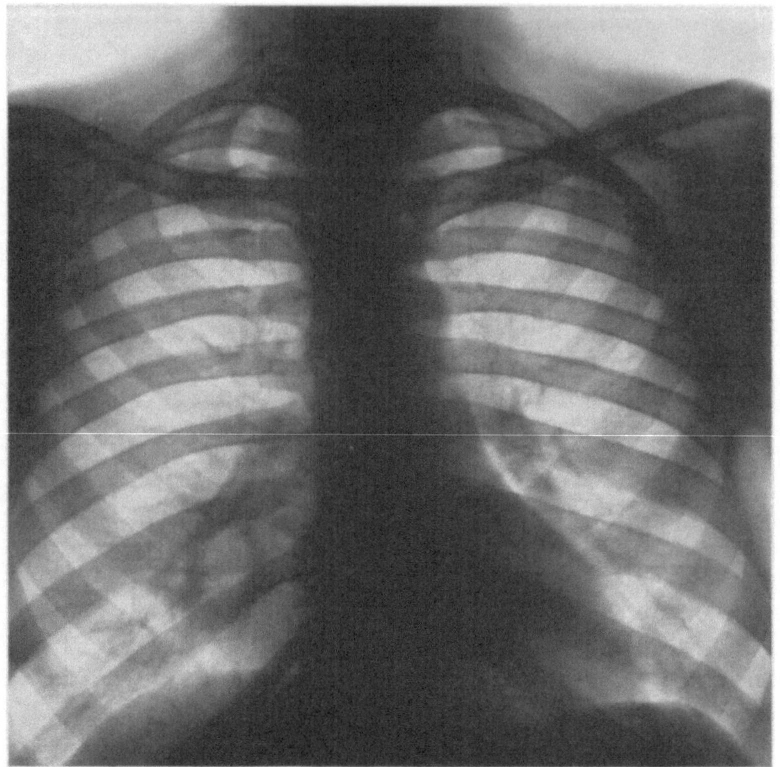

Abb. 2a 9. 5. 1962

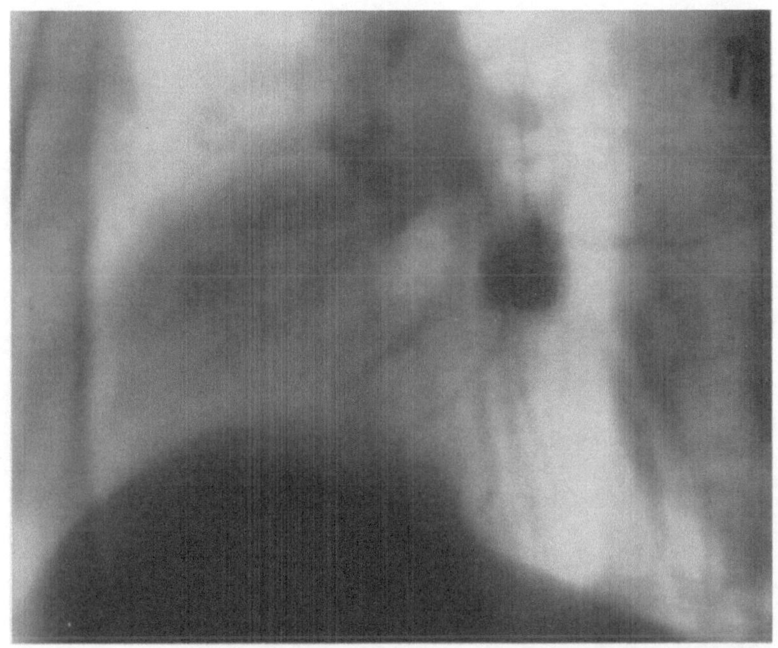

Abb. 2b 11. 5. 1962

**Fall 2** Baumgartnerhöhe, Wien
Josef H., 25 Jahre

Atelektase des Mittellappens bei Carcinom (Adeno-Carcinom) des Lappenbronchus.

**Diagnostischer Hinweis:**

*Seitliche Tomographie:* Lichtungsabbruch des Mittellappenbronchus, Verschattung (und Volumensverkleinerung) des Mittellappens (Abb. 2b).

**Bestätigung:**

Bronchoskopie, Biopsie, Bilobektomie.

Fall 3

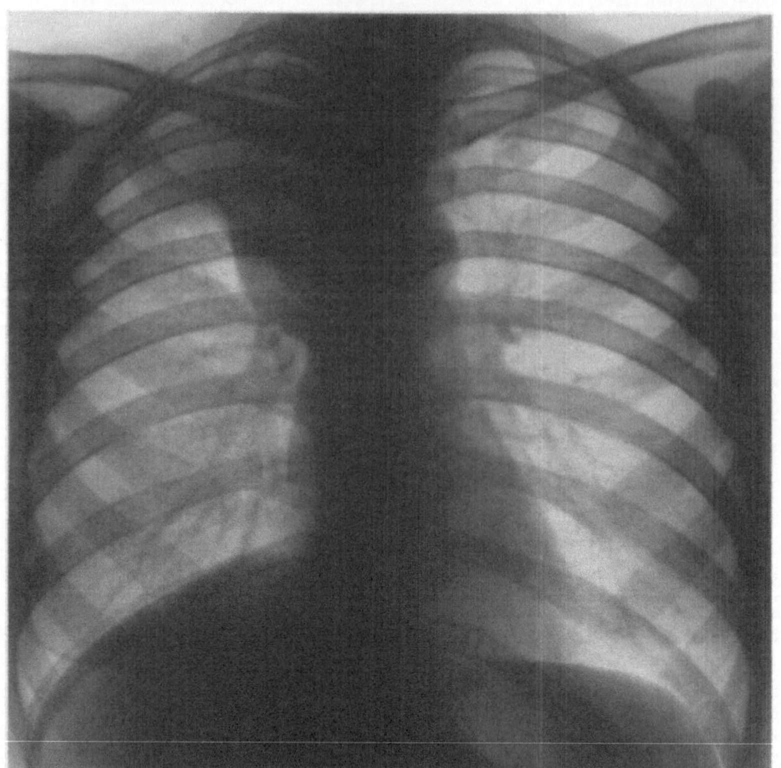

Abb. 3a 18. 2. 1960

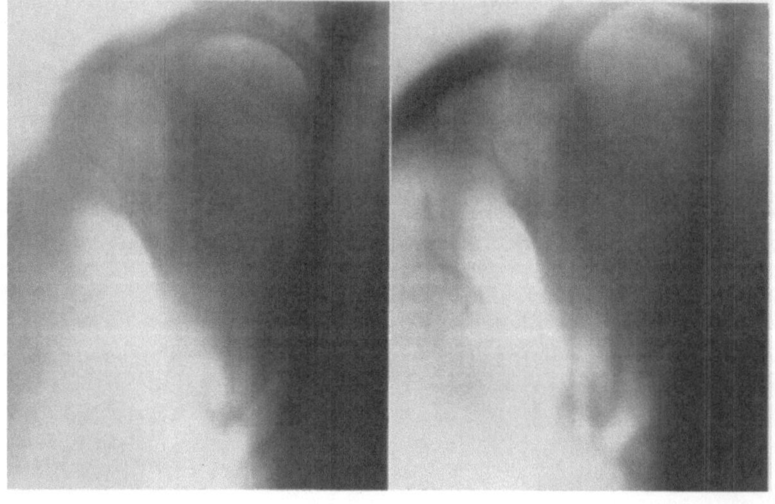

Abb. 3b 11. 2. 1960

**Fall 3**
Wilhelmine G., 36 Jahre

Baumgartnerhöhe, Wien

Oberlappenatelektase rechts bei Carcinom (Adeno-Carcinom) des Lappenbronchus.

**Diagnostischer Hinweis:**

*Thoraxübersichtsfilm:* Volumensverkleinerung und Verschattung des rechten Oberlappens mit Kranialrotation der Lappenbasis.

**Bestätigung:**

Tomographie (Abb. 3b): Lichtungsabbruch des Oberlappenbronchus an seiner Abgangsstelle.

Bronchoskopie, Biopsie, Thorakotomie (inoperabel).

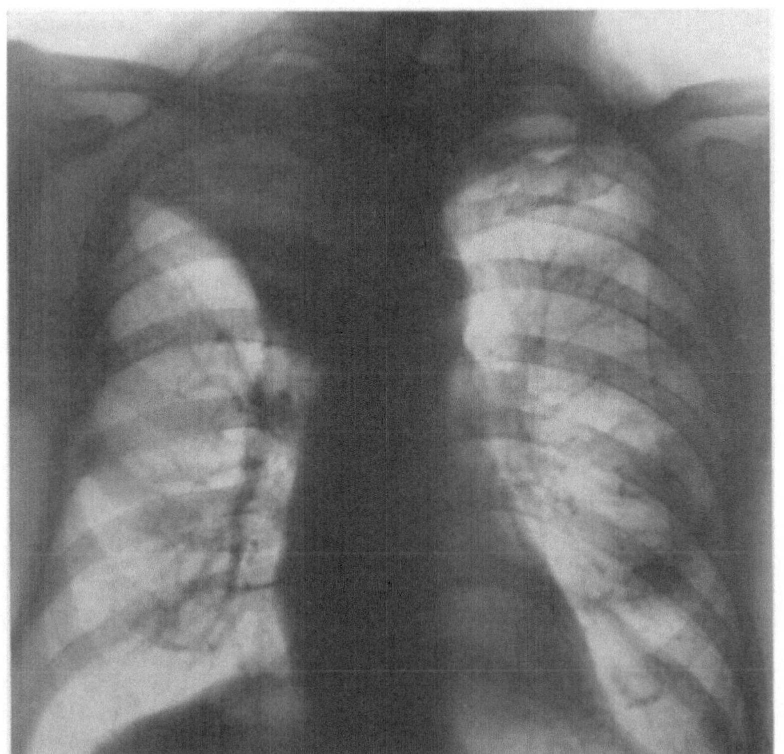

Abb. 4a 13. 3. 1961

**Fall 4** Abtlg. SALZER, Wien
Josef B., 51 Jahre

Oberlappenatelektase rechts bei Carcinom (Plattenepithel-Carcinom) des Lappenbronchus.

**Diagnostischer Hinweis:**

*Thoraxübersichtsfilm:* Volumensverkleinerung und Verschattung des rechten Oberlappens.

**Bestätigung:**

Bronchoskopie, Biopsie.

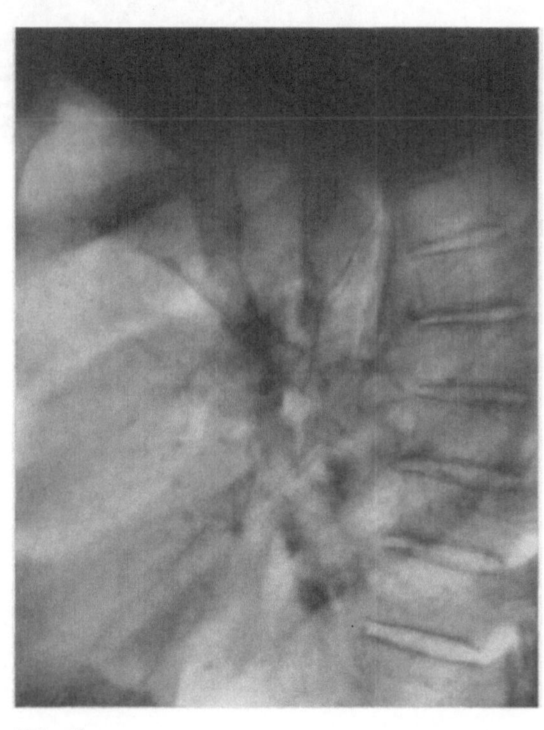

Abb. 4b 13. 3. 1961

**Fall 5**

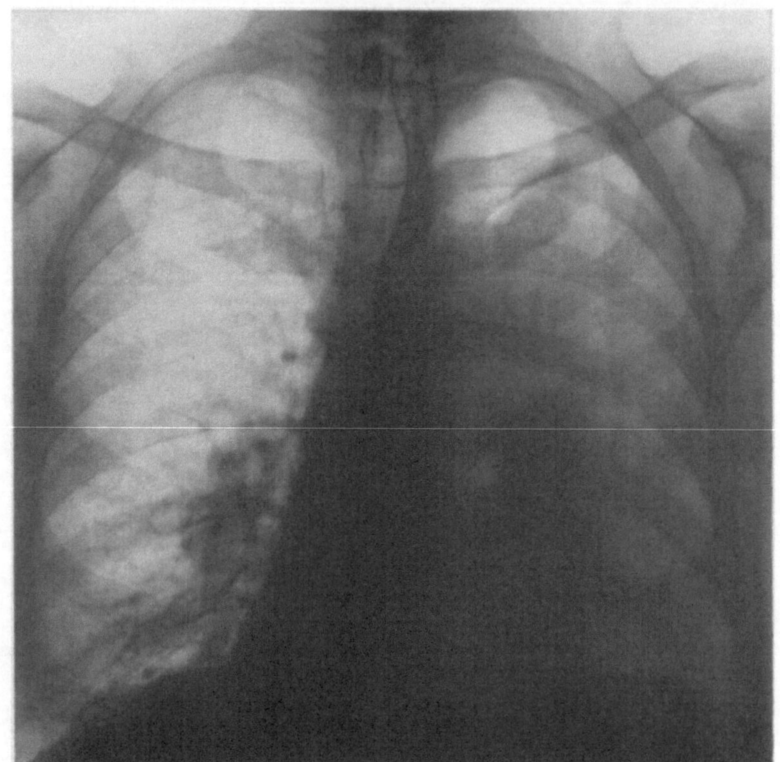

Abb. 5a

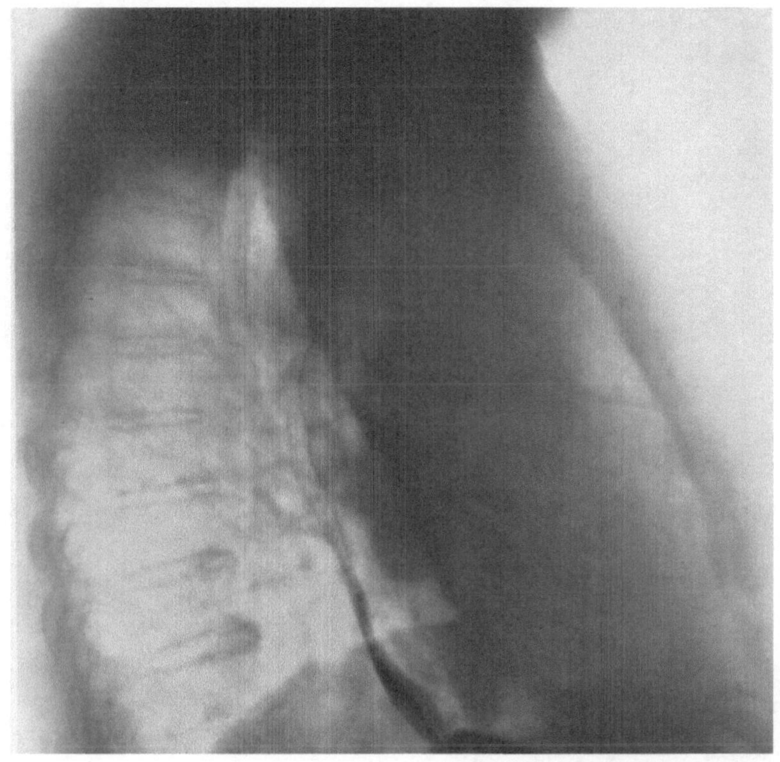

Abb. 5b

**Fall 5** MLCZOCH und PAPE, Wien

Rudolf R., 64 Jahre

Obdurationsatelektase des linken Oberlappens bei (oat-cell) Carcinom des Lappenbronchus.

**Diagnostischer Hinweis:**

Thoraxübersichtsfilm p.a. und seitlich: Typische Verschattung des linken Epi- und Perihilärgebietes durch Absinken des atelektatischen Oberlappens nach vorne basal. Vermehrte Helligkeit des Spitzenfeldes durch raumfüllendes Emphysem der Unterlappenspitze (s. S. 4). Vertikalstellung des Interlobiums.

**Bestätigung:**

Cytologie, Bronchoskopie, Biopsie.

Fall 6

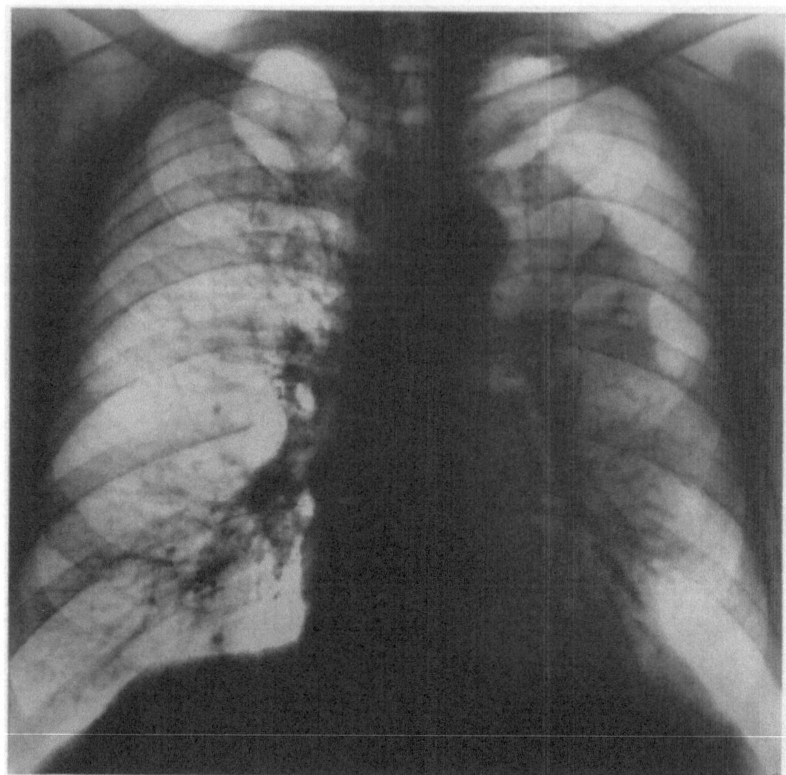

Abb. 6a 10. 2. 1962

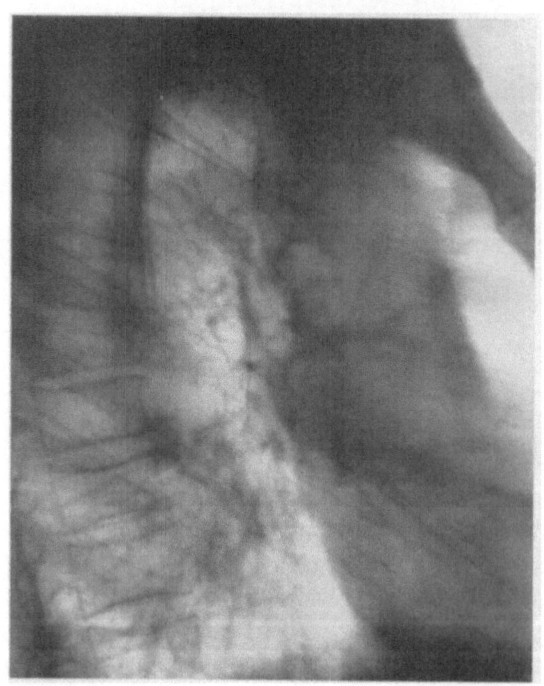

Abb. 6b 10. 2. 1962

**Fall 6** Abtlg. SALZER, Wien
Robert St.

Atelektase des linken Oberlappens bei Lappenbronchuscarcinom (Plattenepithel-Carcinom).

**Diagnostischer Hinweis:**

*Thoraxübersichtsfilm p. a. und seitlich:* Typische Verschattung des linken Epi- und Perihilärgebietes durch Absinken des atelektatischen Oberlappens nach vorne basal und Drehung der Unterlappenspitze in das Kuppengebiet. Vertikalstellung des Interlobiums.

**Bestätigung:**

Bronchoskopie, Biopsie, Pneumektomie.

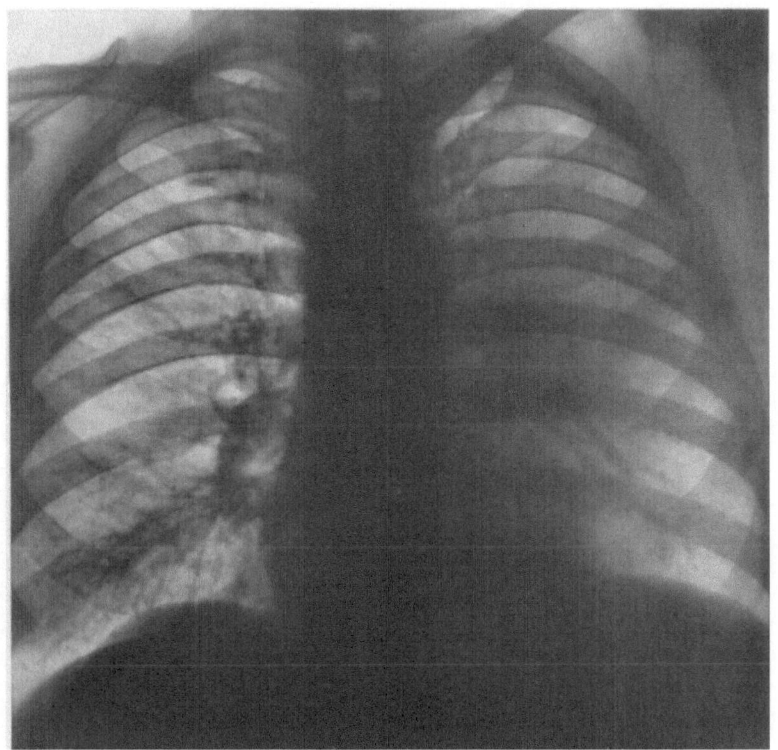

Abb. 7a 27. 12. 1960

**Fall 7** Baumgartnerhöhe, Wien
Franz C., 68 Jahre

Atelektase des linken Oberlappens bei Lappenbronchuscarcinom.

**Diagnostischer Hinweis:**

*Thoraxübersichtsfilm:* Typische Verschattung des linken Epi- und Perihilärgebietes.

**Bestätigung:**

Tomographie (Abb. 7b): Lichtungsabbruch des Oberlappenbronchus.

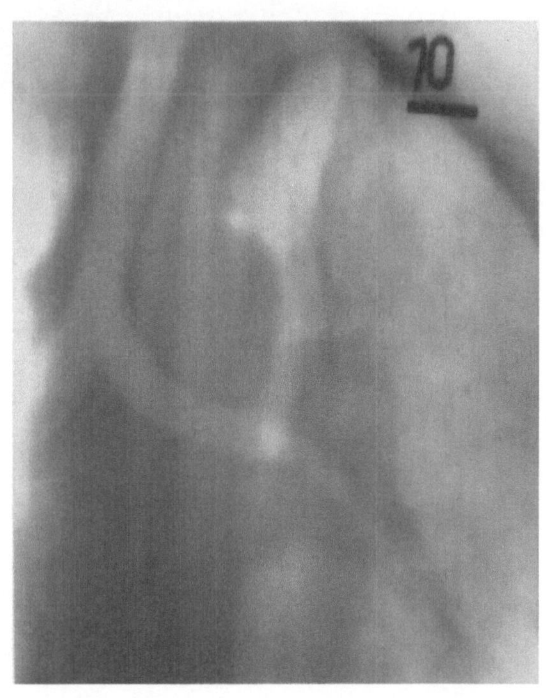


Abb. 7b 30. 12. 1960

Fall 8

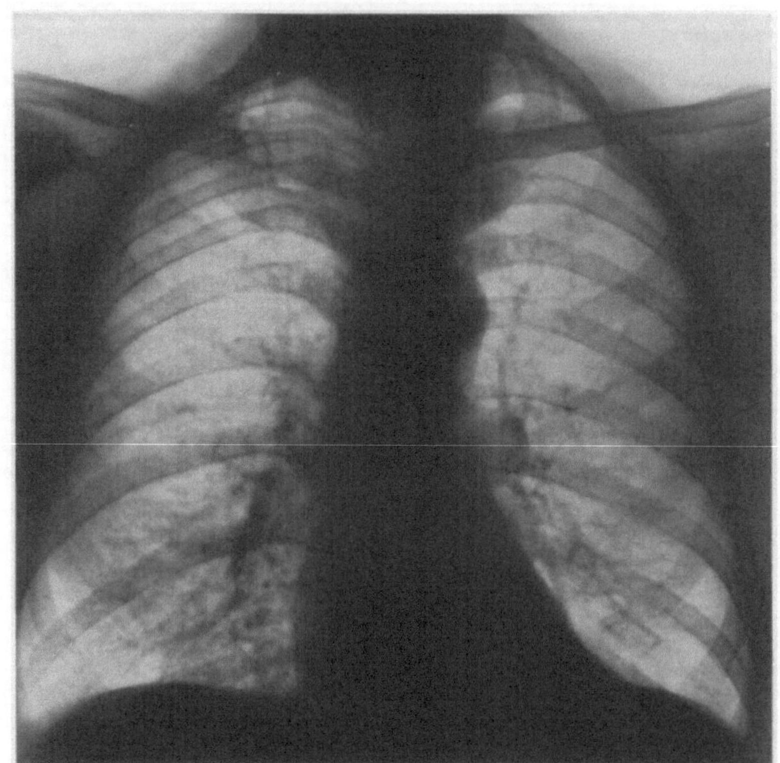

Abb. 8a

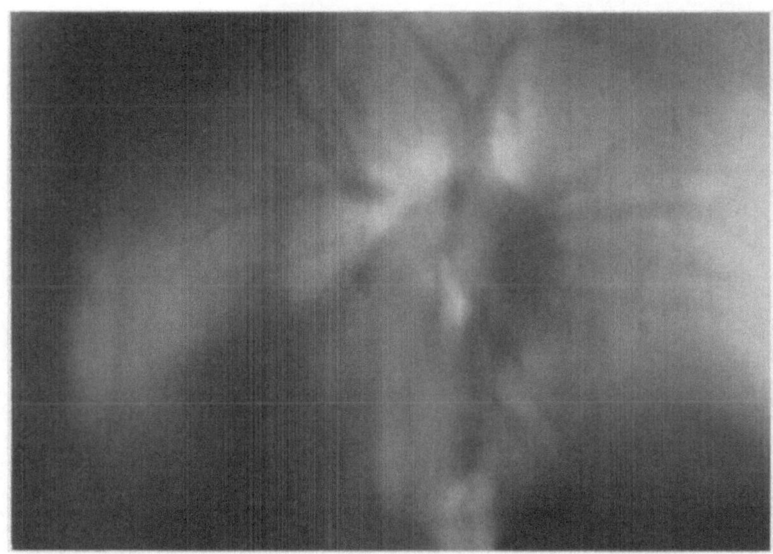

Abb. 8b

**Fall 8**

Anton M., 59 Jahre

Mlczoch und Pape, Wien

Atelektase des linken Unterlappens bei (Plattenepithel-) Carcinom des linken Unterlappenbronchus.

**Täuschungsmöglichkeit:**

Thoraxübersichtsfilm „o.B.".

Infolge Volumensverkleinerung und Lageveränderung ist die Verschattung des atelektatischen linken Unterlappens durch den Herzschatten verdeckt.

**Diagnostischer Hinweis:**

*Thoraxübersichtsfilm:* Doppelte Herzkontur. Atypische „leere" Hiluskonfiguration links. Vermehrte Helligkeit des linken Unterfeldes durch „raumfüllendes" Emphysem des Oberlappens (s. S. 4).

*Seitliche Tomographie:* Darstellung der Retrokardialregion. Volumensverkleinerung und Verschattung des linken Unterlappens. Verschluß des linken Unterlappenbronchus (Abb. 8b).

**Bestätigung:**

Bronchoskopie, Biopsie.

Fall 9

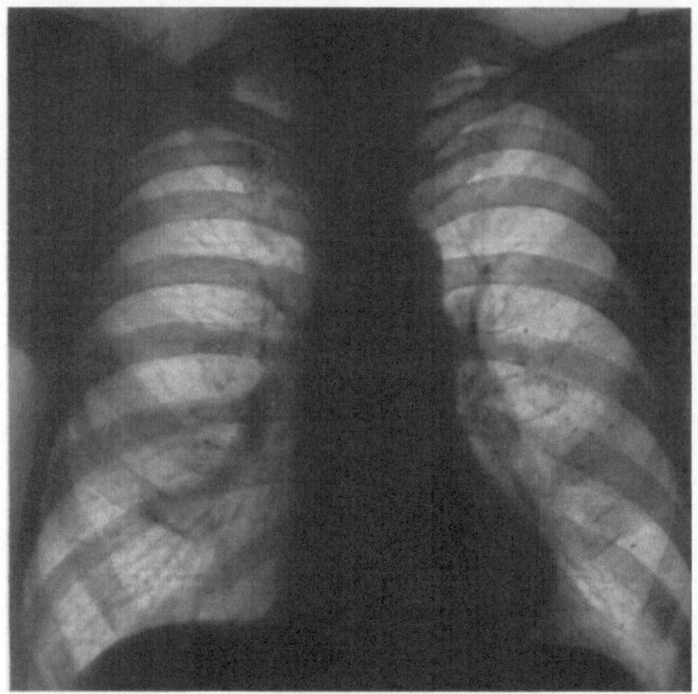

Abb. 9a 23.7.1962

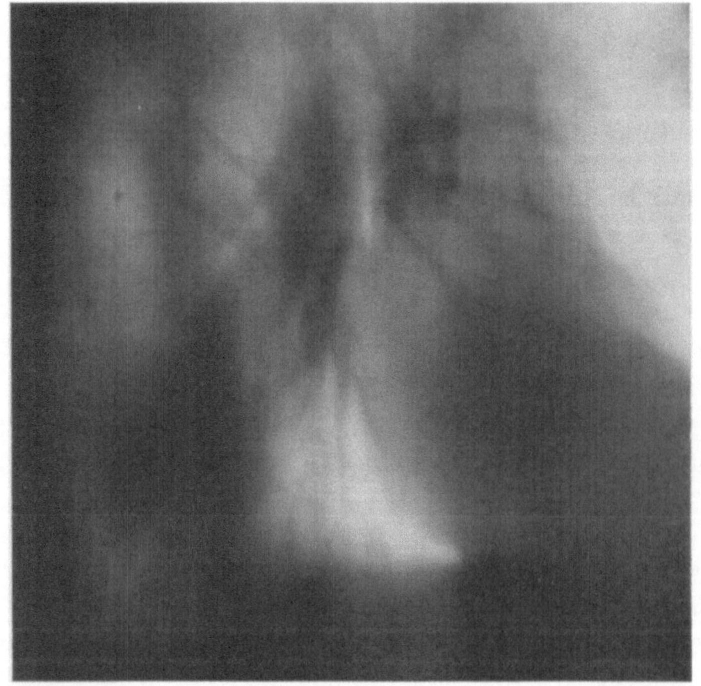

Abb. 9b 23.7.1962

**Fall 9** VIERECK, Würzburg
Franz A., 65 Jahre

Teilatelektase des linken Unterlappens bei Lappenbronchuscarcinom (kleinzellig).

**Täuschungsmöglichkeit:**

Übersichtsfilm „o. B.".

**Diagnostischer Hinweis:**

*Schräge (seitliche) Tomographie:* Darstellung der Retrokardialregion, Lichtungsabbruch des Unterlappenbronchus nach Abgang des Unterlappenspitzenbronchus, Verschattung und Volumensverkleinerung der Basalsegmente (Abb. 9b).

**Bestätigung:**

Bronchoskopie, Biopsie.

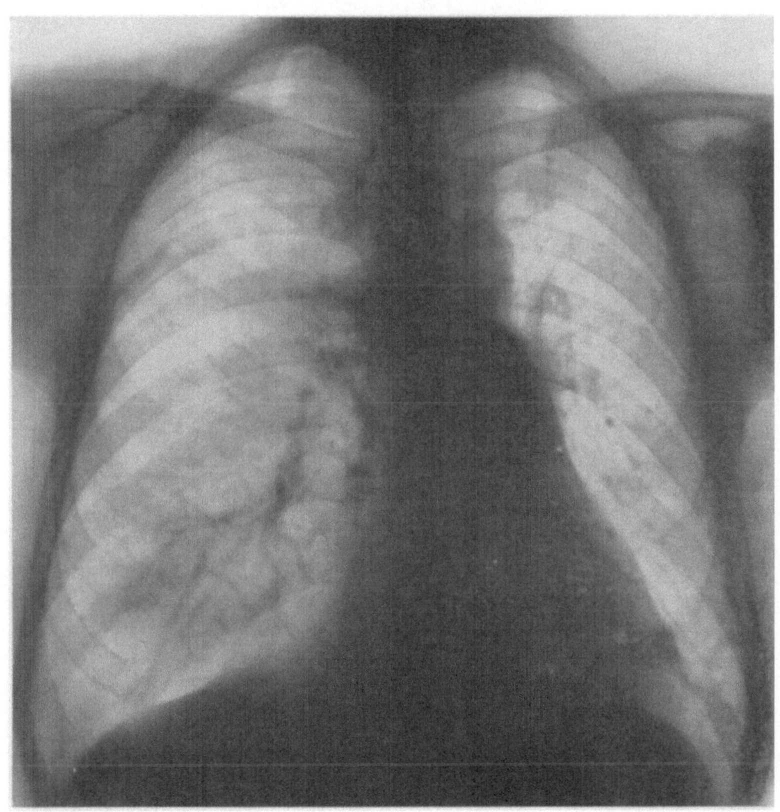

Abb. 10 24. 8. 1961

**Fall 10** Abtlg. Salzer, Wien
Josef Sch.

Atelektase des linken Unterlappens bei Lappenbronchuscarcinom (solid).

**Diagnostischer Hinweis:**

*Thoraxübersichtsfilm:* Mediastinalverlagerung nach links.

**Bestätigung:**

Seitliche Tomographie, Bronchoskopie, Biopsie.

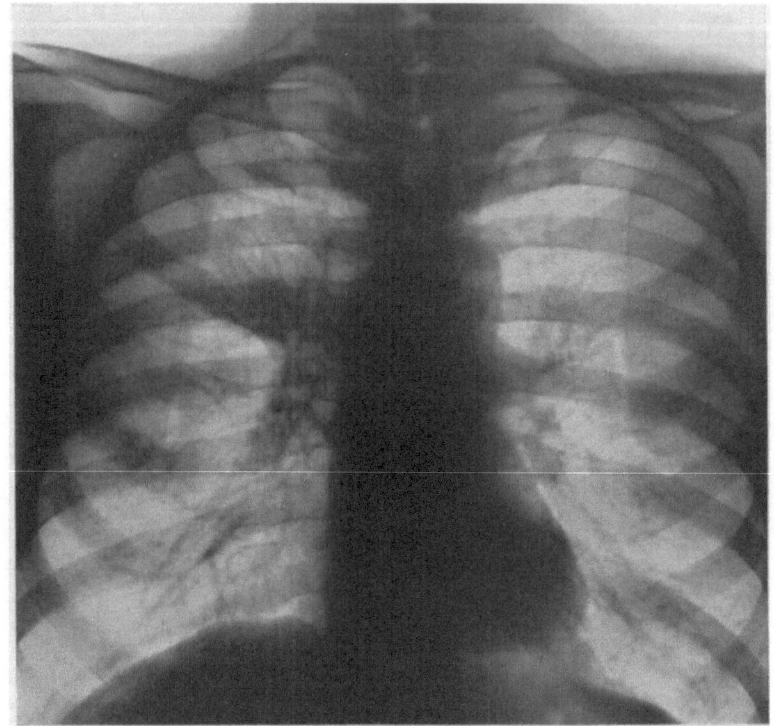

Abb. 11a 11. 12. 1959

**Fall 11** Abtlg. SALZER, Wien

Josef Sp.

Segmentsyndrom bei 7 mm großem Tumor (Plattenepithel-Carcinom) des apikalen Oberlappensegmentbronchus rechts (r 1).

**Diagnostischer Hinweis:**

*Seitlicher Übersichtsfilm:* Typische „keilförmige" Verschattung des Segmentes.

**Bestätigung:**

Lobektomie (Bronchoskopie negativ).

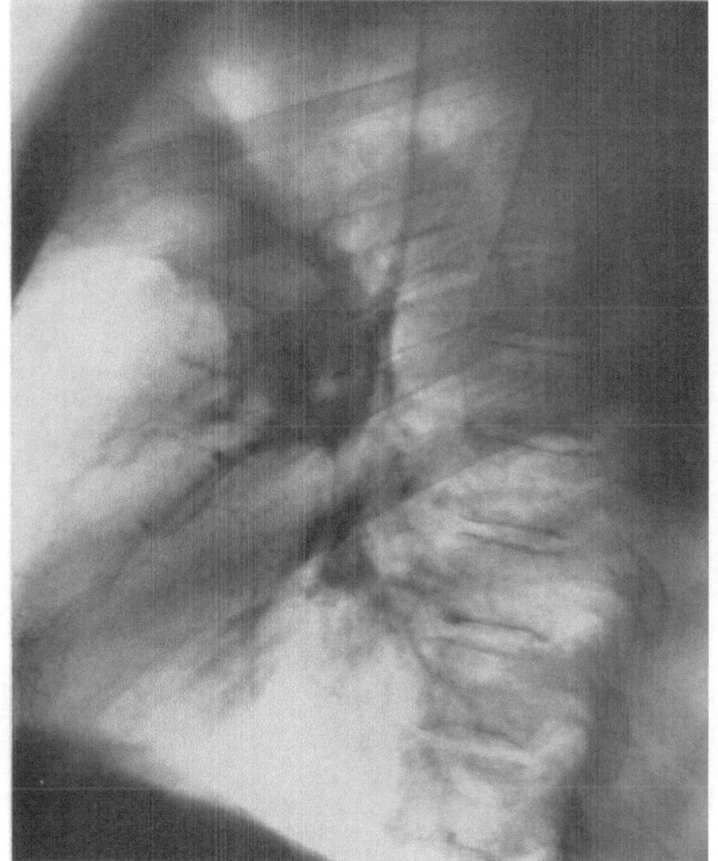

Abb. 11b 11. 12. 1959

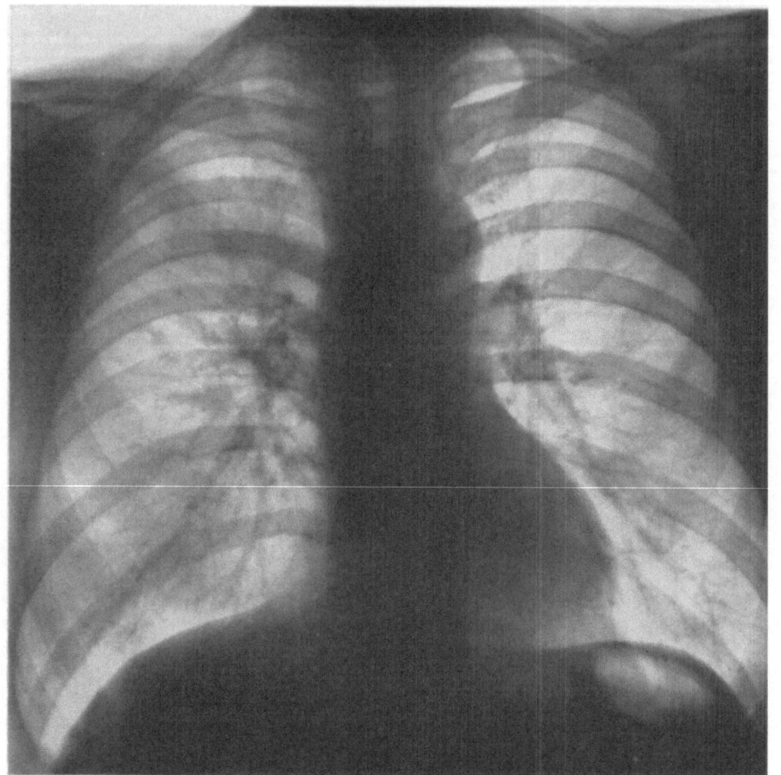

Abb. 12a 3. 9. 1959

**Fall 12** Abtlg. SALZER, Wien

Johann P.

Segmentsyndrom bei Carcinom (polymorphzellig) des dorsalen Oberlappensegmentbronchus rechts (r 2)

**Diagnostischer Hinweis:**

*Seitlicher Übersichtsfilm:* Typische basal scharf begrenzte Verschattung des Segmentes.

**Bestätigung:**

Pneumektomie (Bronchoskopie negativ).

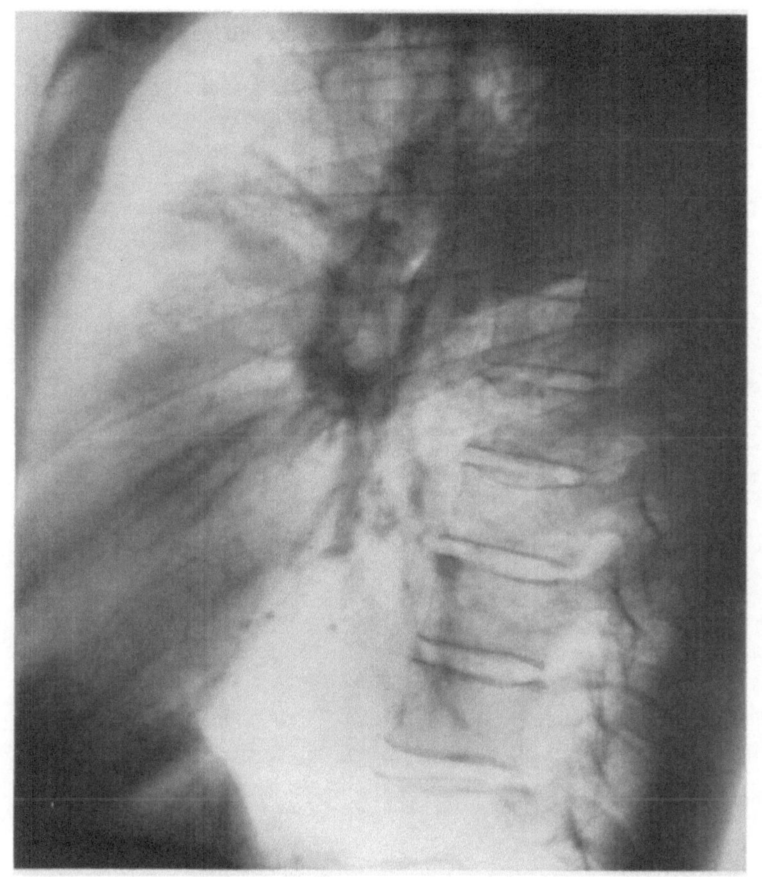

Abb. 12b 3. 9. 1959

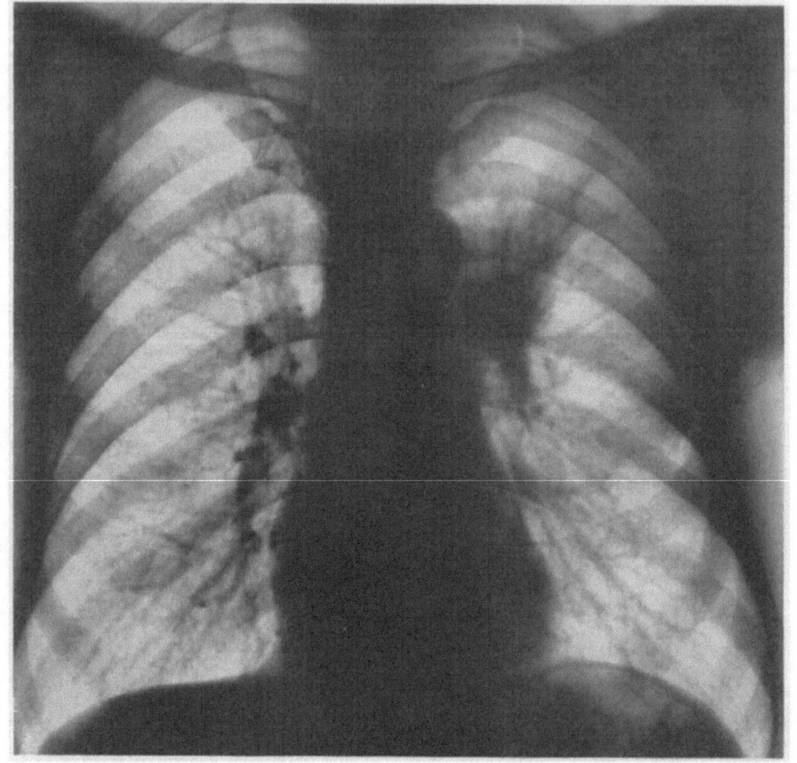

Abb. 13a 3. 6. 1960

**Fall 13** Abtlg. SALZER, Wien

Josef H.

Segmentsyndrom bei Carcinom (Plattenepithel-Carcinom) des pectoralen Oberlappensegmentbronchus links (L 3).

**Diagnostischer Hinweis:**

*Seitlicher Übersichtsfilm:* Typische „keilförmige“ Verschattung des Segmentes.

**Bestätigung:**

Blinde Biopsie, Pneumektomie.

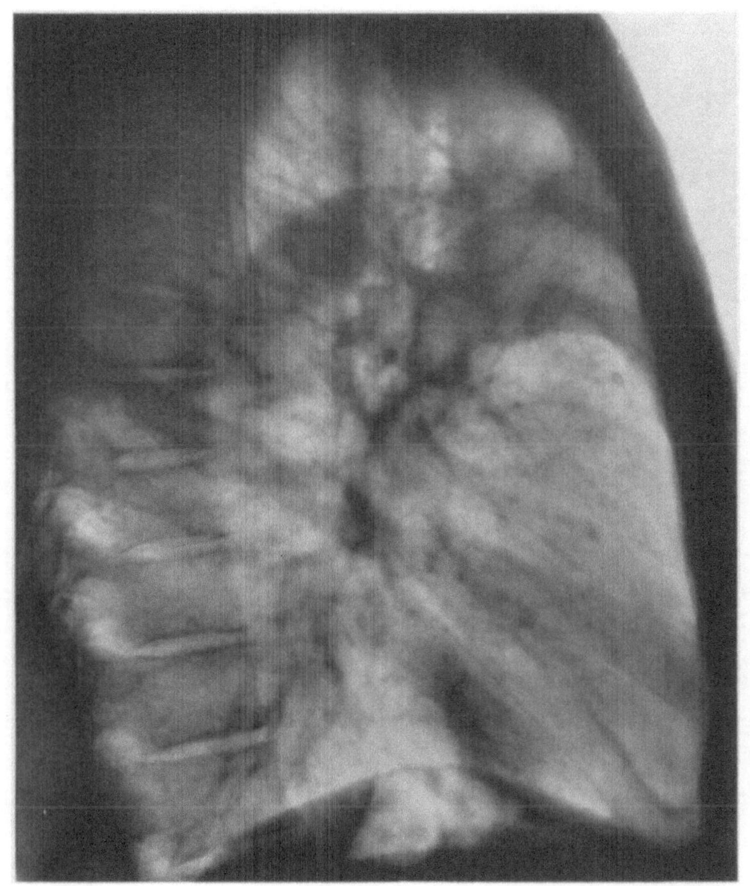

Abb. 13b 3. 6. 1960

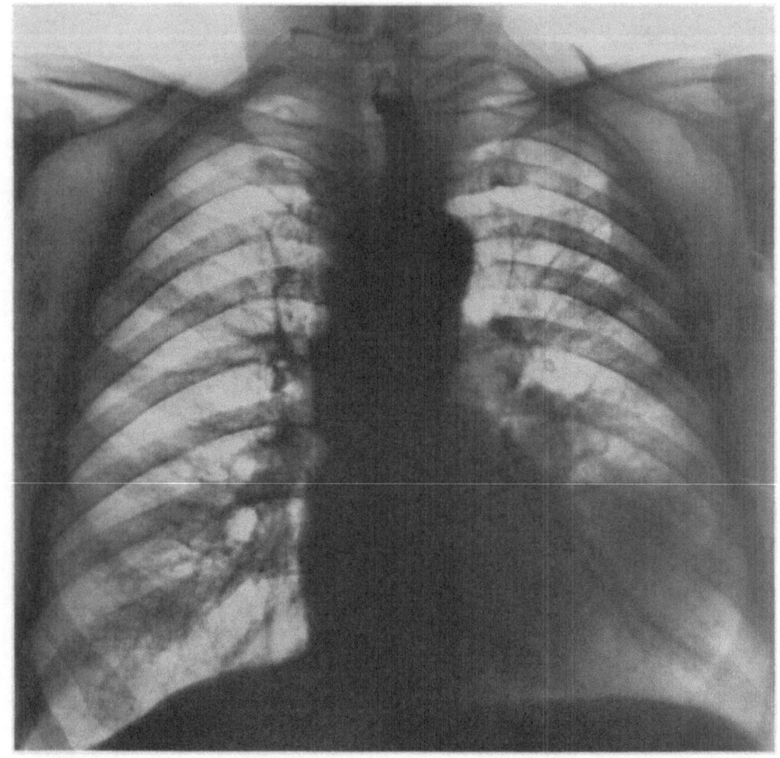

Abb. 14a 16. 11. 1959

**Fall 14** Abtlg. SALZER, Wien

Ludwig W.

Lingulasyndrom bei (kleinzelligem) Carcinom (L 4/5).

**Diagnostischer Hinweis:**

*Seitlicher Übersichtsfilm:* Typische basal scharf begrenzte Verschattung der Lingula.

**Bestätigung:**

Pneumektomie (Bronchoskopie negativ).

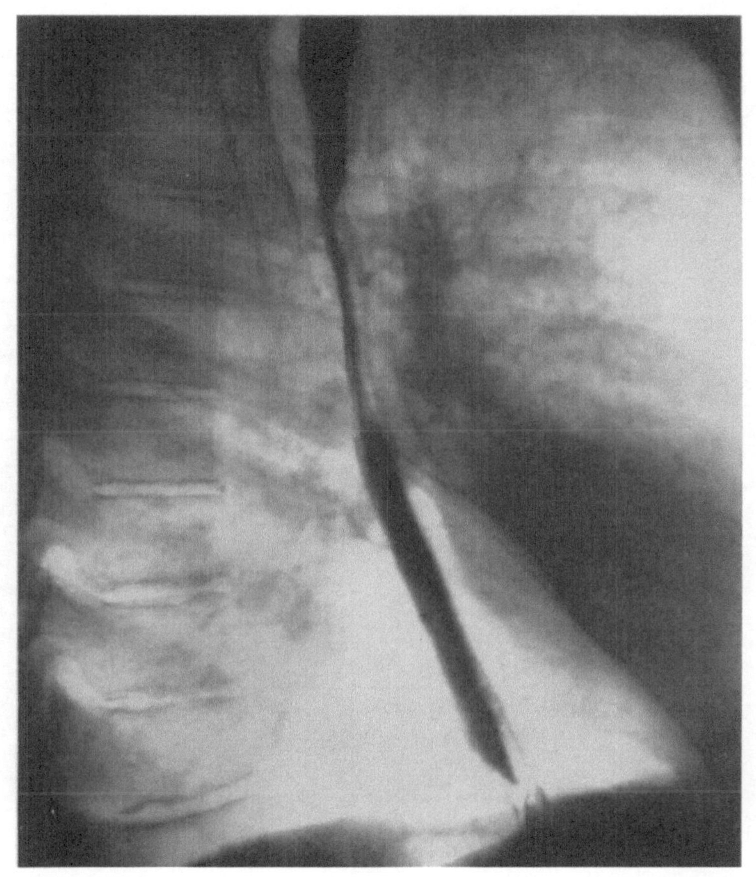

Abb. 14b 16. 11. 1959

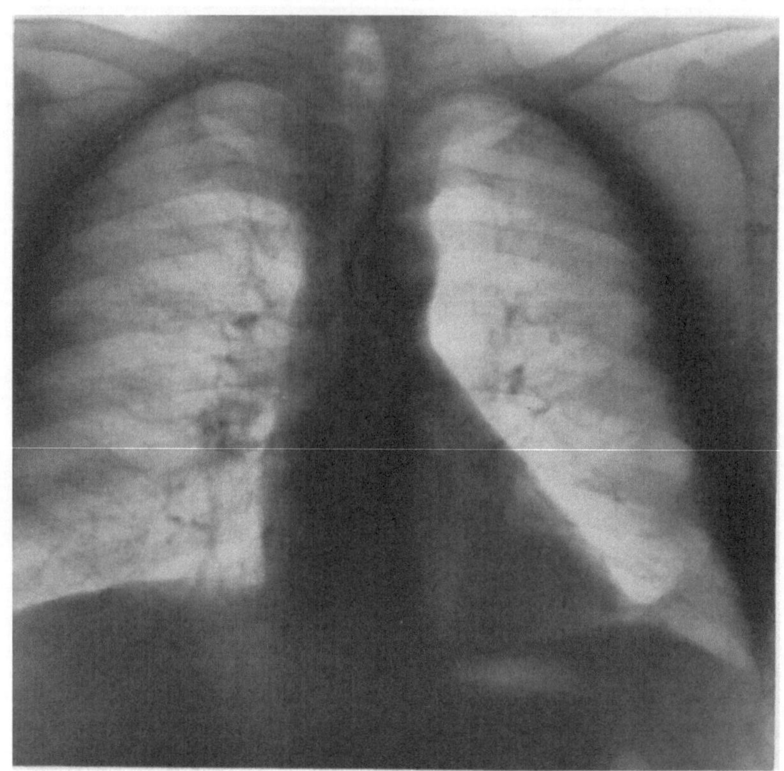

Abb. 15a

**Fall 15**

Mlczoch, Wien

Oskar F., 67 Jahre

Segmentsyndrom des dorso-basalen Unterlappensegmentes links bei (Plattenepithel-) Carcinom.

**Diagnostischer Hinweis:**

*Hartstrahl-Röntgenaufnahme:* Dreieckige dichte Verschattung innerhalb des Herzschattens.

**Bestätigung:**

Seitliches Röntgenbild (Abb. 15b mit Darstellung der Retrokardialregion und der segmentären Verschattung). Bronchoskopie, Biopsie, Cytologie, Lobektomie.

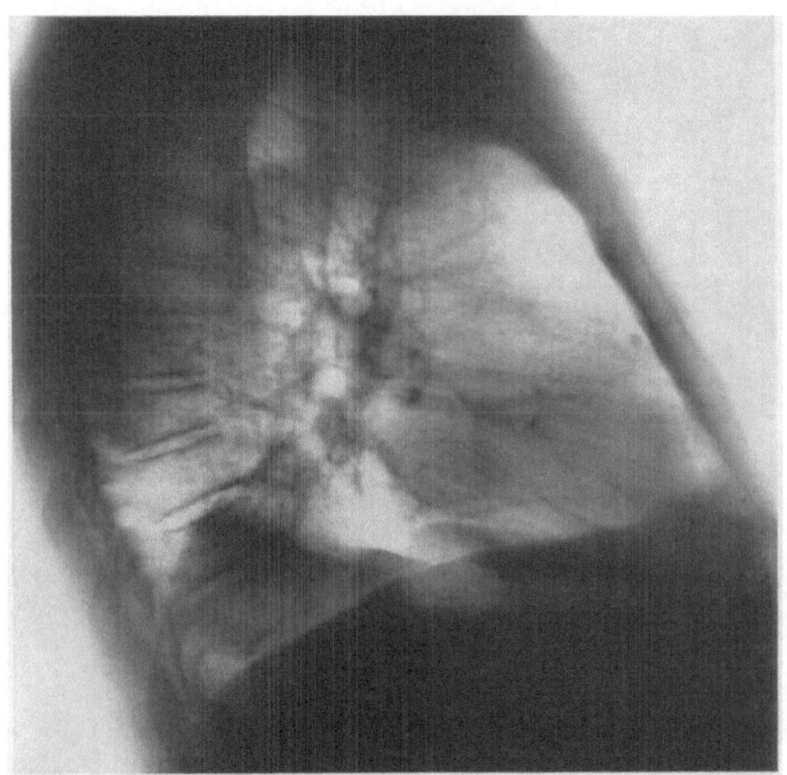

Abb. 15b

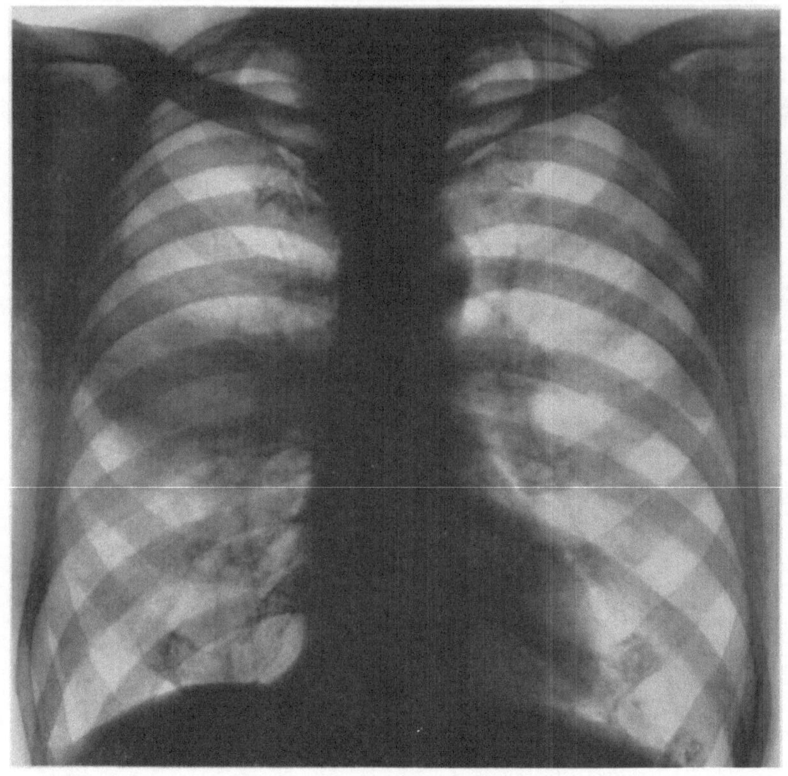

Abb. 16a 25. 8. 1960

**Fall 16** Baumgartnerhöhe, Wien

Wilhelm V., 63 Jahre

Segmentsyndrom bei Carcinom (Plattenepithel-Carcinom) des rechten Unterlappenspitzenbronchus (r 6).

Fortsetzung von Fall 16 s. S. 46

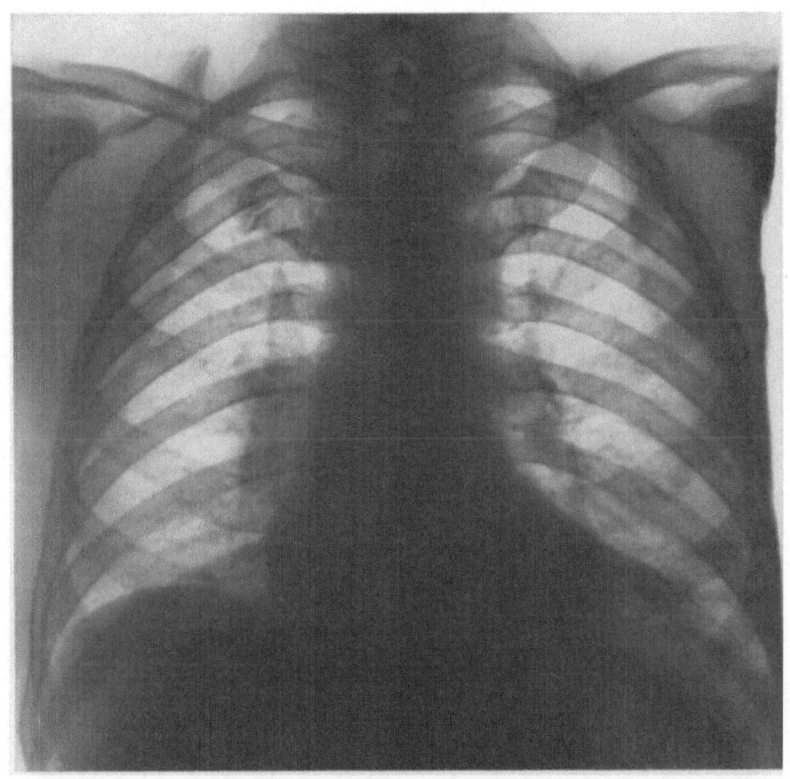

Abb. 17a 6. 8. 1960

**Fall 17** Baumgartnerhöhe, Wien

Otto H., 59 Jahre

Segment*atelektase* bei Carcinom (Adeno-Carcinom) des rechten Unterlappenspitzenbronchus (r 6).

**Täuschungsmöglichkeit:**

Vortäuschung einer „Hilusschwellung" am Thoraxübersichtsfilm. Gezielte „Hilustomographie" ergäbe negativen Befund. Infolge Volumensverkleinerung und Lageveränderung ist die Verschattung des kollabierten Segmentes am p. a. Übersichtsfilm nicht erkennbar (s. S. 6).

Fortsetzung von Fall 17 s. S. 47

Fall 16

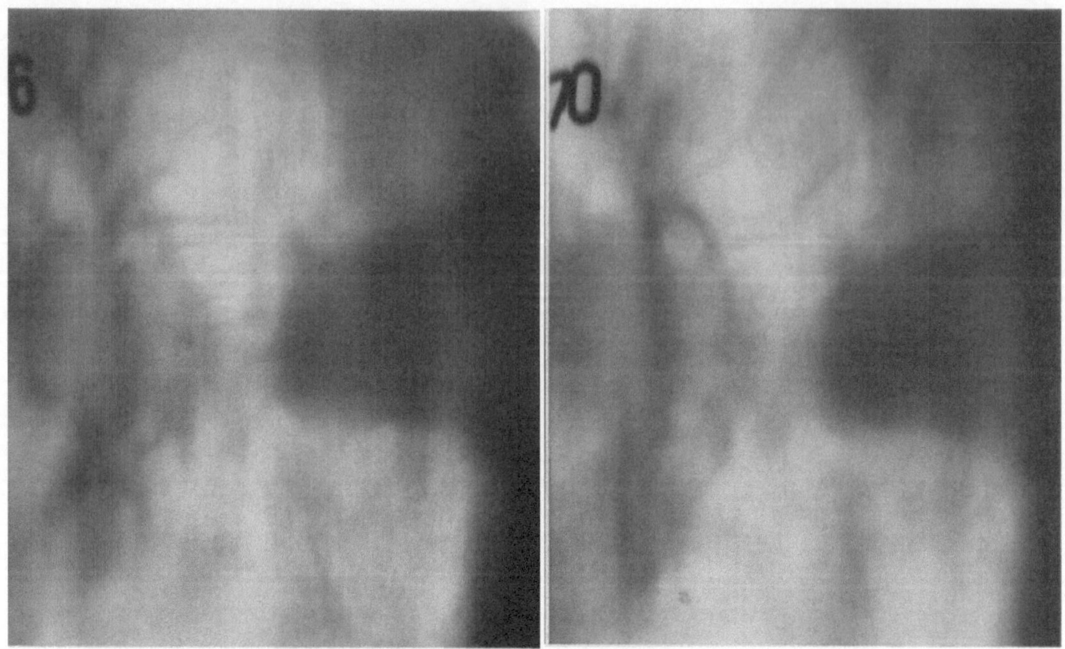

Abb. 16b 25. 8. 1960

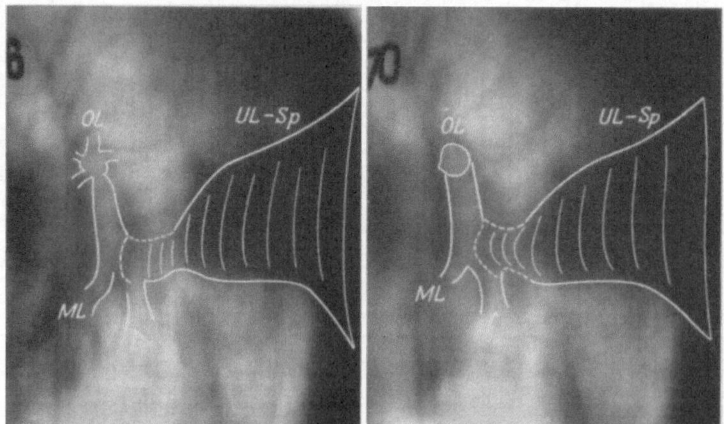


Skizze zu Abb. 16b

## Fortsetzung von Fall 16

### Diagnostischer Hinweis:

*Seitliche Tomographie* (Abb. 16b): Die Verschattung im rechten Mittelfeld entspricht dem Unterlappenspitzensegment. Der Segmentbronchus ist an seiner Abgangsstelle verschlossen.

### Bestätigung:

Bronchoskopie, Biopsie, Pneumektomie.

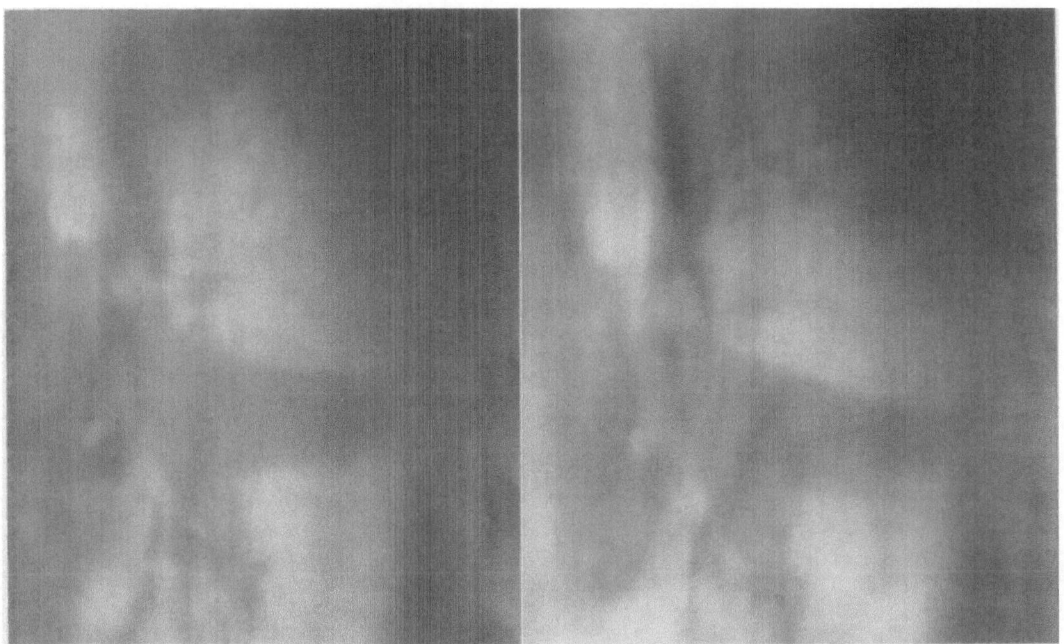

Abb. 17b 10. 8. 1960

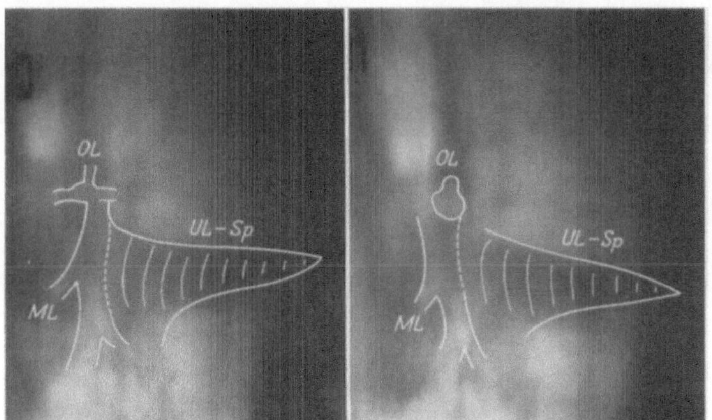


Skizze zu Abb. 17b

## Fortsetzung von Fall 17

### Diagnostischer Hinweis:

*Seitliche Tomographie* (Abb. 17b): Die „Hilusschwellung“ wird durch die Verschattung des kollabierten Unterlappenspitzensegmentes vorgetäuscht. Bei Vergleich mit dem seitlichen Tomogramm von Fall 16 ist eine Umkehrung der „Keilform“ festzustellen (s. Skizze zu Abb. 16b und 17b und S. 7).

Der Segmentbronchus ist an seiner Abgangsstelle verschlossen.

### Bestätigung:

Bronchoskopie, Biopsie, Pneumektomie.

Fall 18

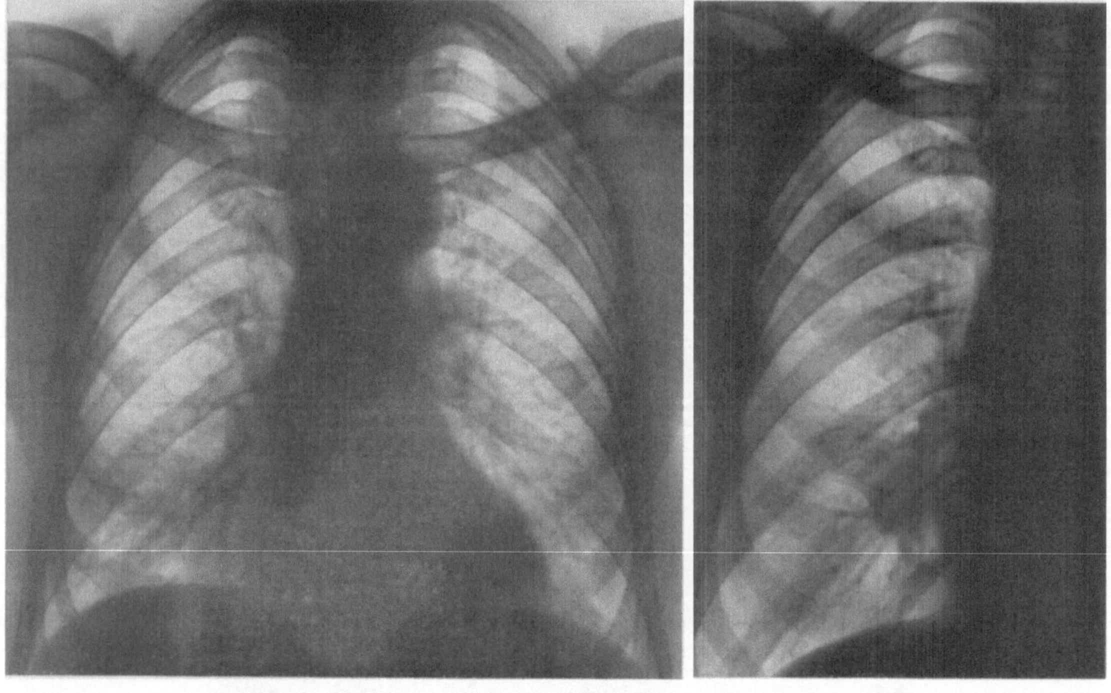

Abb. 18a 21. 9. 1961 Abb. 18b 2. 10. 1961

**Fall 18** Baumgartnerhöhe, Wien
Franz K., 57 Jahre

Segmentsyndrom bei Mikrocarcinom (Plattenepithel-Carcinom) des medialen Mittellappensegmentbronchus (r 5).

**Täuschungsmöglichkeit:**

Unter antibiotischer Therapie Verkleinerung der Verschattung durch Schrumpfung des Segmentes (Abb. 18b).

**Diagnostischer Hinweis:**

*Seitlicher Übersichtsfilm:* Die segmentäre Form der Verschattung bleibt auch bei der (durch Schrumpfung bedingten) Verkleinerung gewahrt.

**Bestätigung:**

Seitliche Tomographie, Cytologie, (Bronchoskopie und Biopsie negativ).

Lobektomie: makroskopisch kein Tumorgewebe erkennbar. Histologische Untersuchung des stenosierten Segmentbronchus: Plattenepithel-Carcinom (Mikrocarcinom).

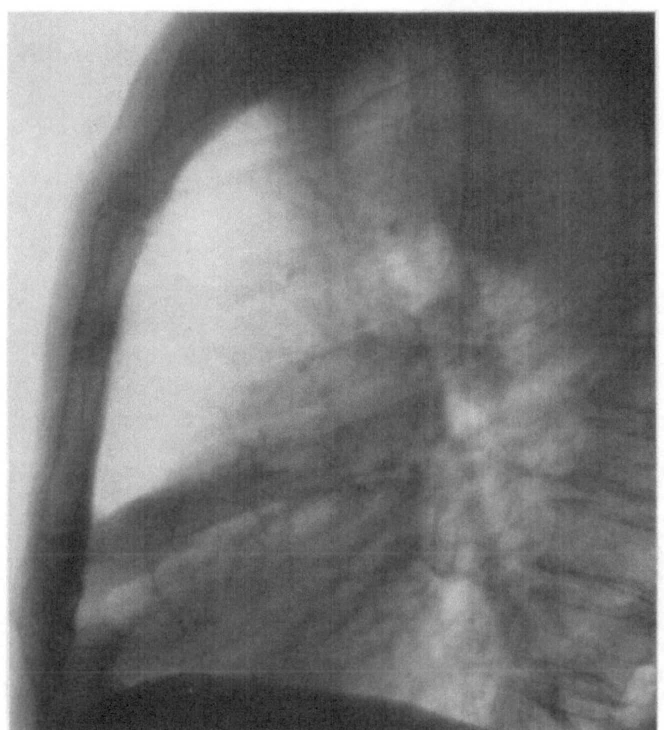

Abb. 18c 21. 9. 1961

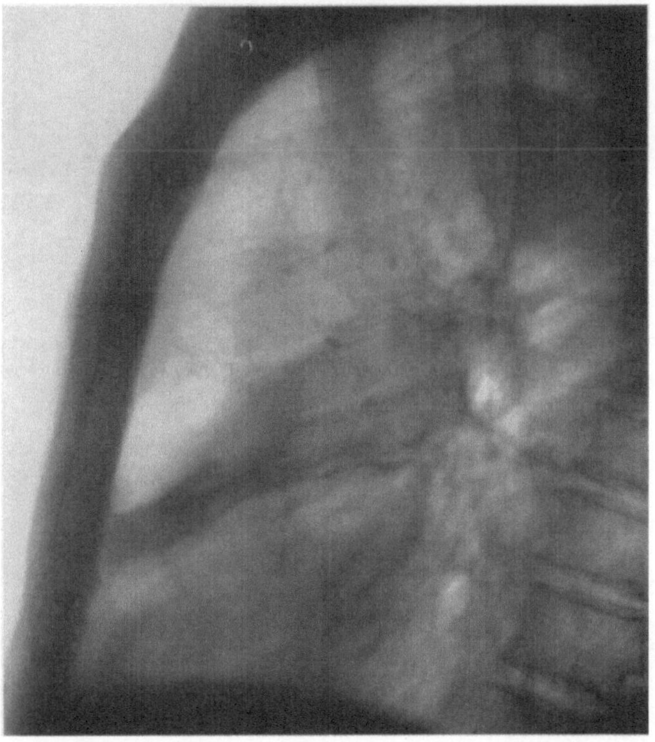

Abb. 18d 2. 10. 1961

Fall 19

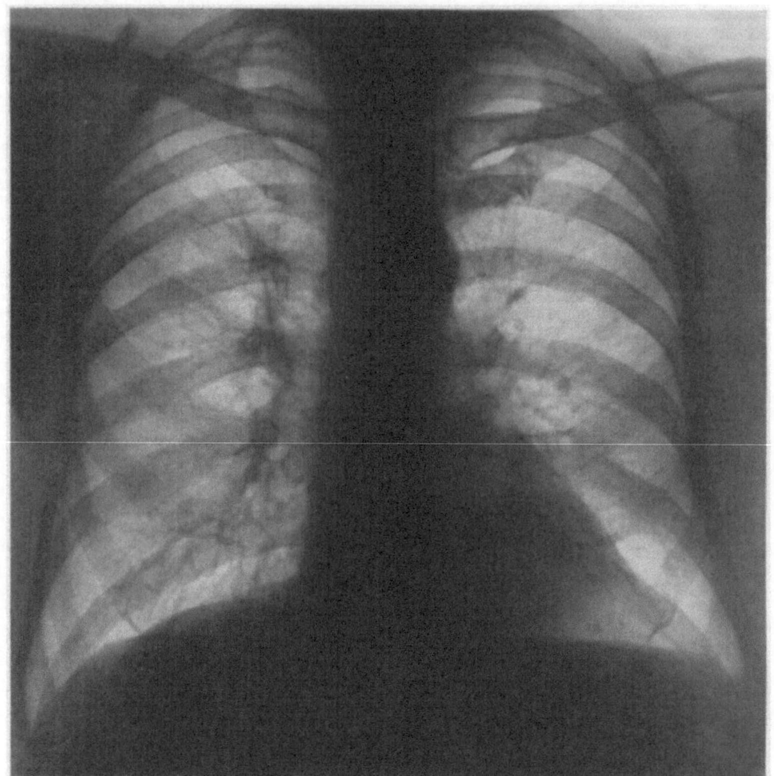

Abb. 19a 17. 11. 1959

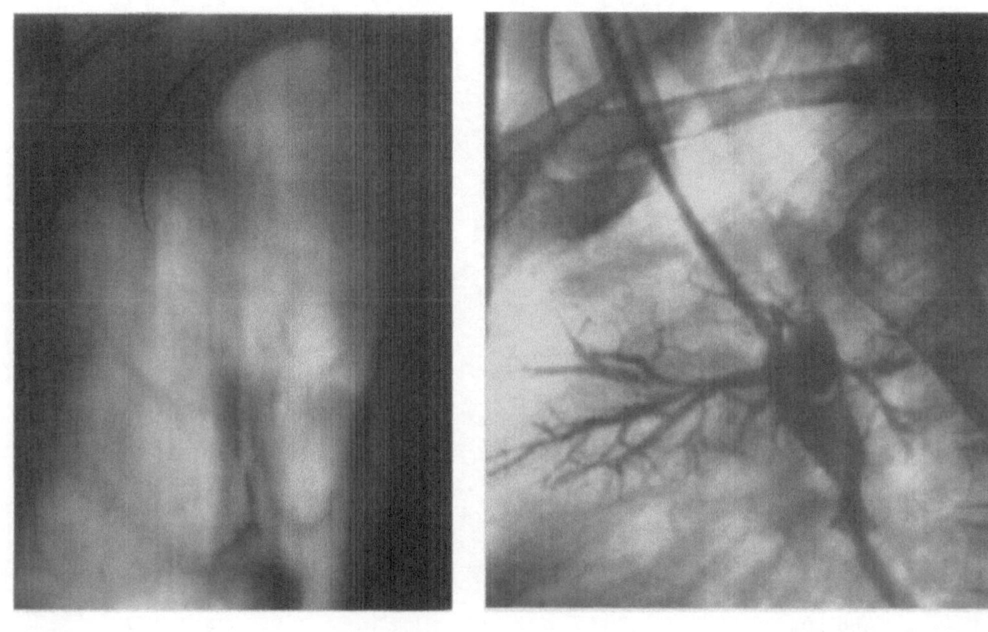

Abb. 19b 19. 11. 1959 Abb. 19c 25. 11. 1959

**Fall 19** Baumgartnerhöhe, Wien

Friedrich W., 63 Jahre

Carcinom (kleinzellig) des apikalen Oberlappensegmentbronchus rechts (r 1).

**Diagnostischer Hinweis:**

*Thoraxübersichtsfilm:* Verminderte Helligkeit des rechten Oberfeldes infolge Hypoventilation (s. S. 9).

**Bestätigung:**

Tomographie (Abb. 19b): Einscheidung und unregelmäßige Kontur an der Teilungsstelle des apikalen Oberlappensegmentbronchus.

Bronchoskopie: Blut im apikalen Segmentbronchus. Bronchographie (Abb. 19c): Füllungsdefekt.

Cytologie, Verlauf (Operation abgelehnt).

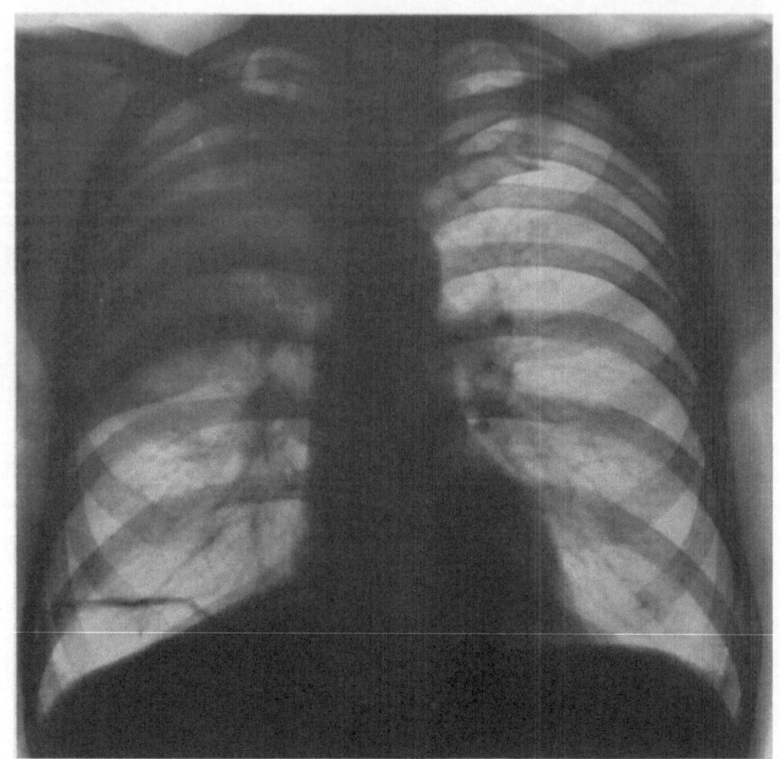

Abb. 20a 19. 3. 1957

**Fall 20** Baumgartnerhöhe, Wien

Robert M., 57 Jahre

Rezidivierende Pneumonie im rechten Oberlappen bei vom apikalen Oberlappensegmentbronchus ausgehenden Carcinom (solid).

**Täuschungsmöglichkeit:**

Rückbildung der Parenchymverschattung unter antibiotischer Therapie (Abb. 20b).

**Diagnostischer Hinweis:**

*Thoraxübersichtsfilm:* Rezidivierende Verschattung (Abb. 20c). Tomographie (anfänglich unterblieben!): Verschluß des apikalen Segmentbronchus (Abb. 20d).

**Bestätigung:**

Bronchoskopie, Biopsie, Lobektomie.

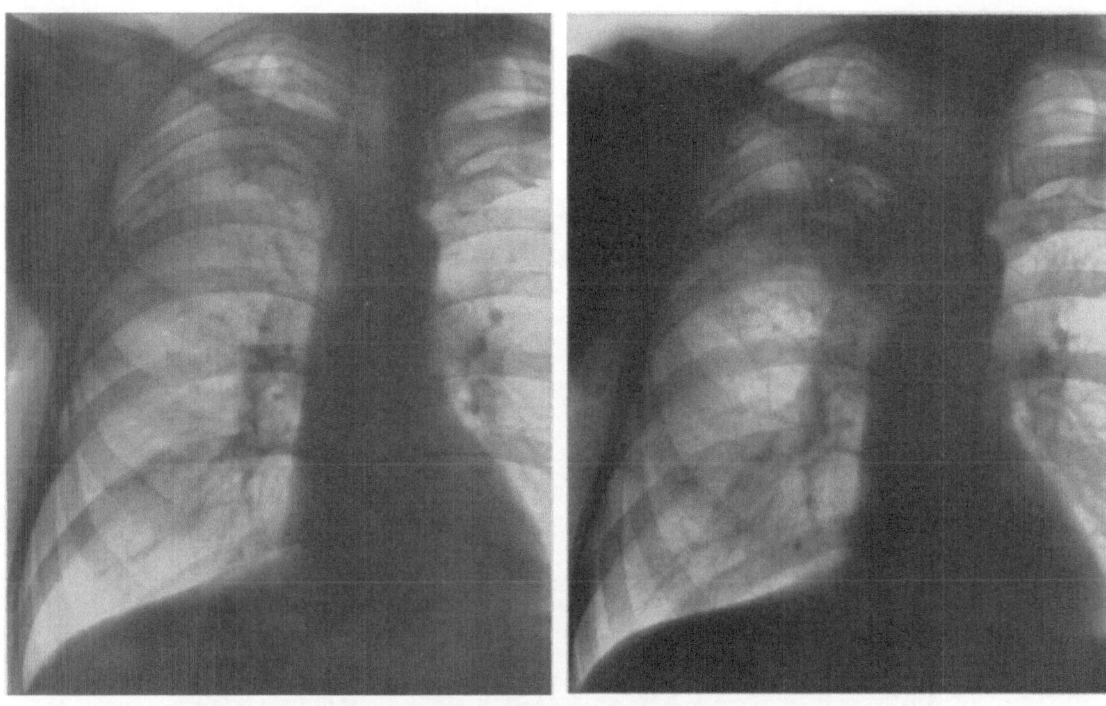

Abb. 20b 5. 4. 1957 Abb. 20c 11. 5. 1957

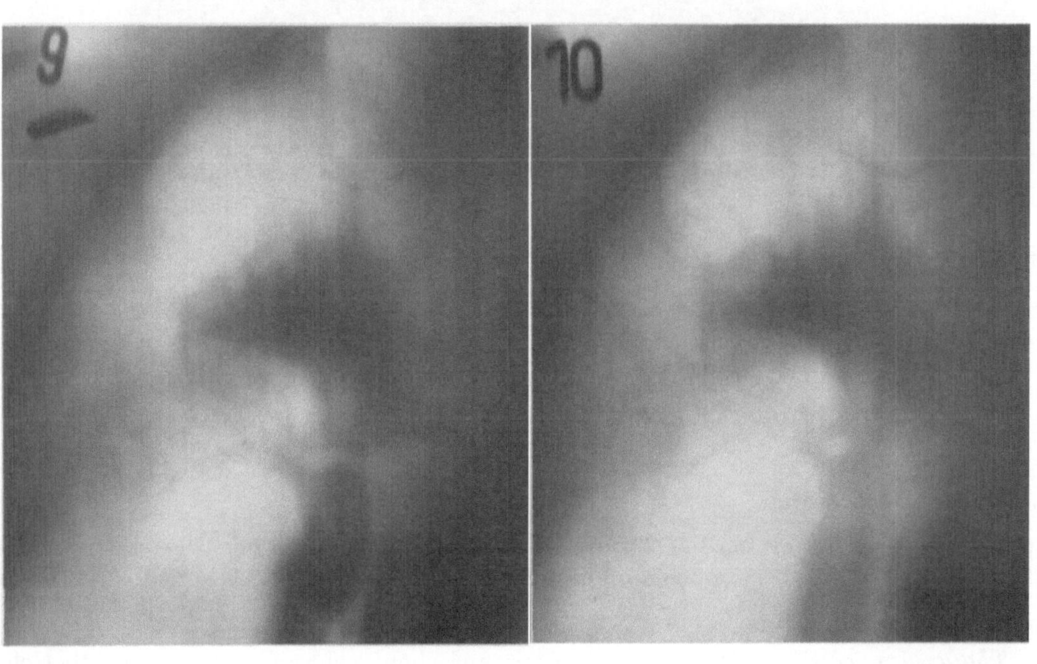


Abb. 20d 13. 5. 1957

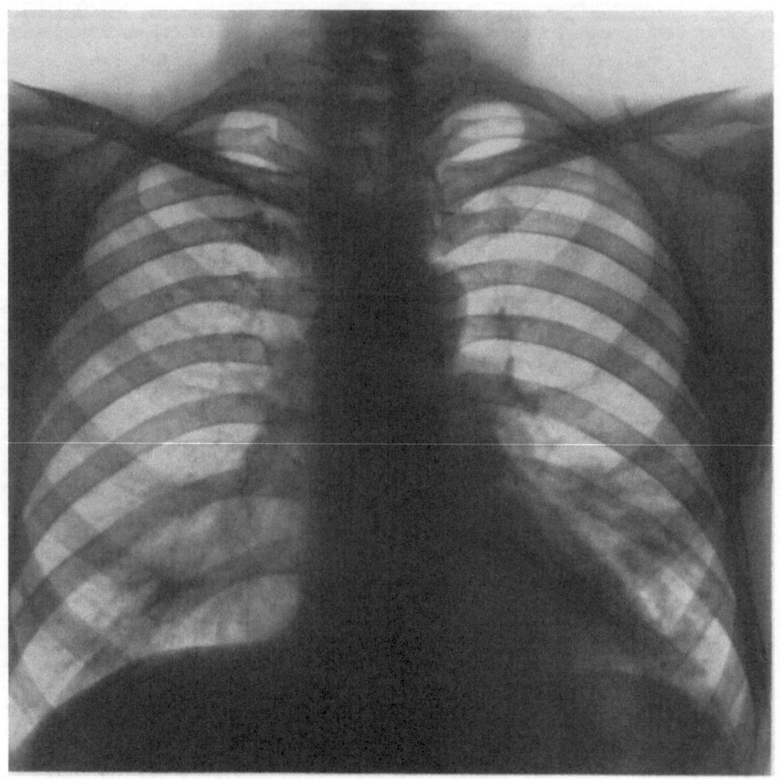

Abb. 21 12. 12. 1960

**Fall 21** KESZTELE, Linz

Johann R., 54 Jahre

Ventilemphysem der cranialen Oberlappenpartien bei Plattenepithel-Ccarcinom des linken Oberlappenbronchus. Peribronchiale Verdichtungen in der Lingula. Alte Splitterverletzung.

**Diagnostischer Hinweis:**

*Thoraxübersichtsfilm:* Helligkeitsdifferenz zwischen rechtem und linkem Oberfeld.

**Bestätigung:**

Tomographie, Verlauf (Entwicklung einer kompletten Oberlappenatelektase), Bronchoskopie und Biopsie.

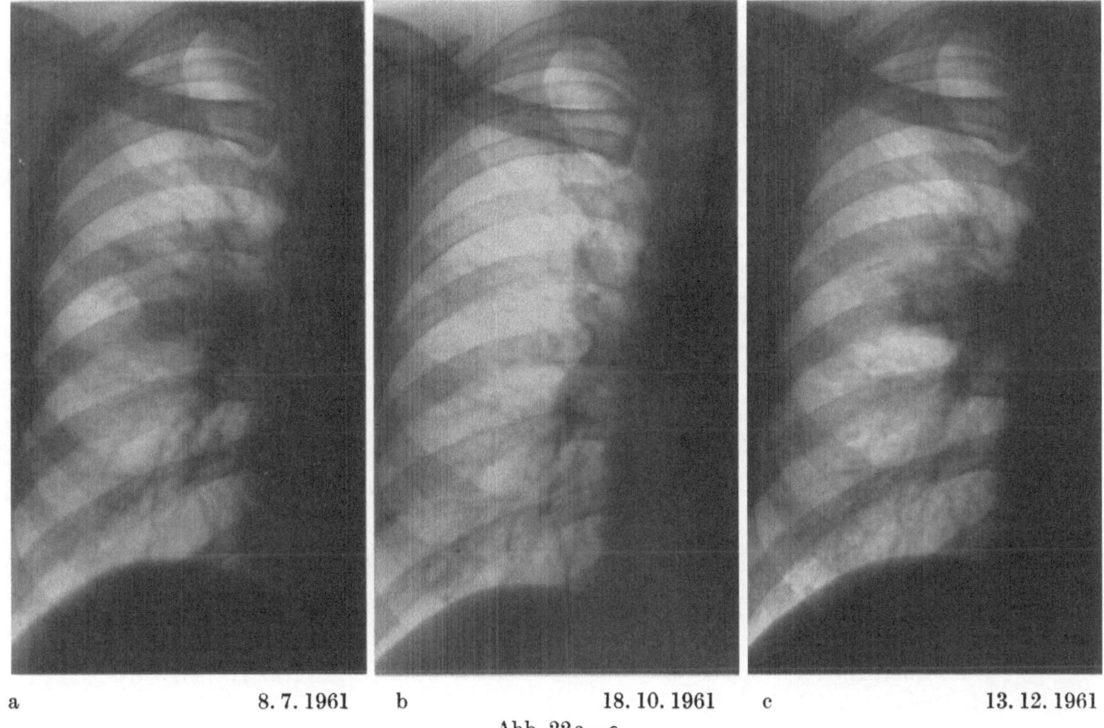

a 8. 7. 1961 b 18. 10. 1961 c 13. 12. 1961

Abb. 22a—c

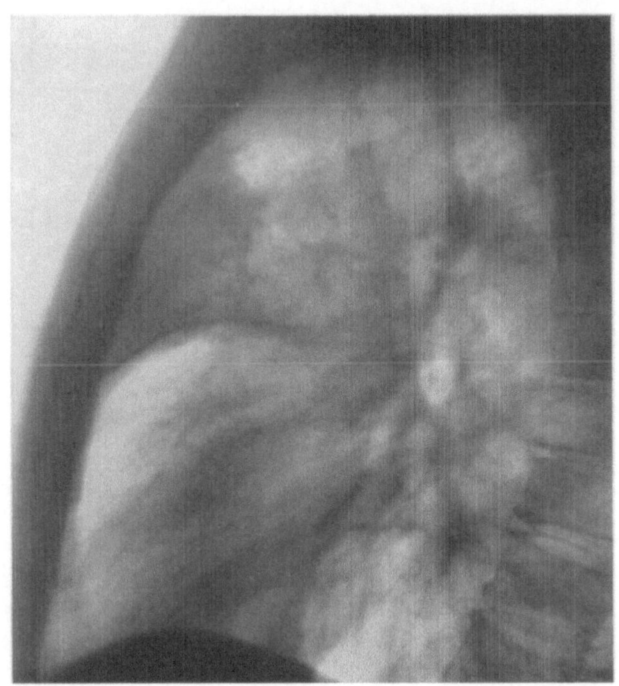

Abb. 22d 8. 7. 1961

**Fall 22** Baumgartnerhöhe, Wien
Eduard R., 45 Jahre

Rezidivierende Pneumonie bei kleinem Tumor (Adeno-Carcinom) des pectoralen Oberlappensegmentbronchus rechts (r 3).

**Täuschungsmöglichkeit:**

*Seitlicher Übersichtsfilm:* Uncharakteristische Lage, Form und Begrenzung der Verschattung. Keine Beziehung zum Hilus (Abb. 22d).

Scheinbar komplette Rückbildung unter antibiotischer Therapie (Abb. 22b).

Fortsetzung von Fall 22 s. S. 56 und 57

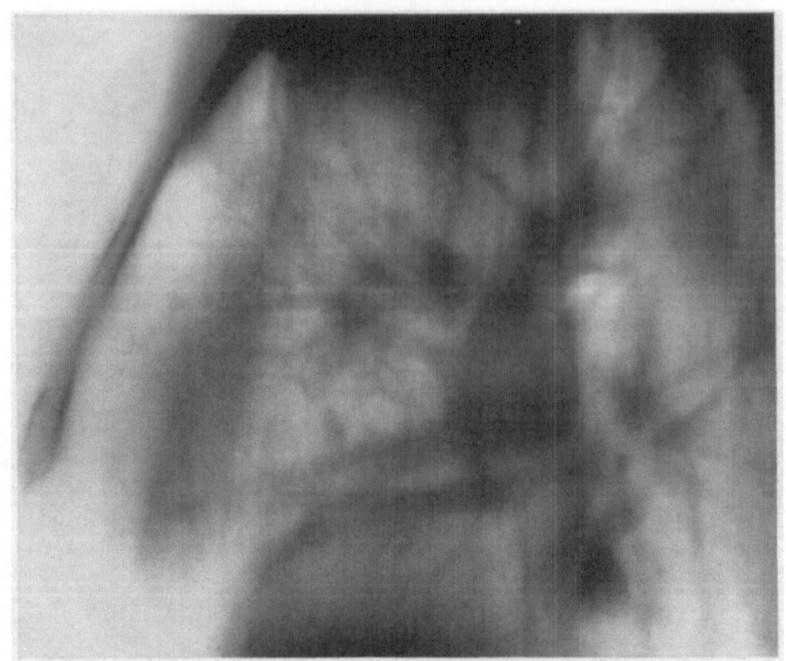

Abb. 22e 10. 11. 1961

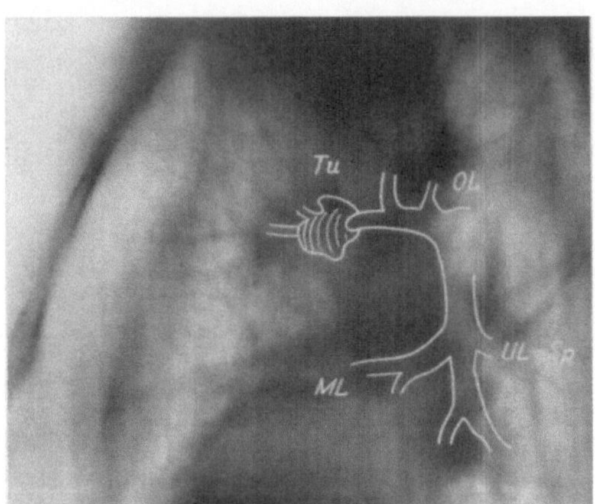


Skizze zu Abb. 22e

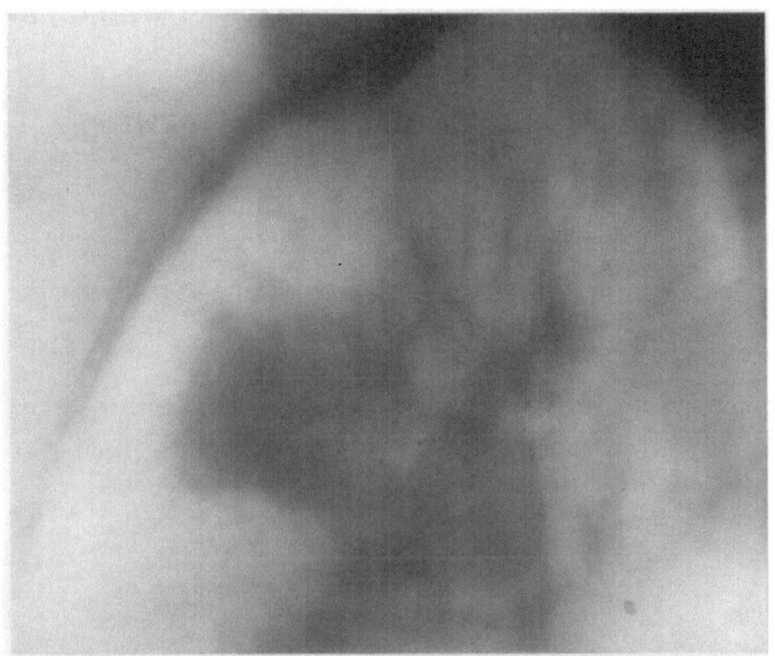

Abb. 22f 15. 12. 1961

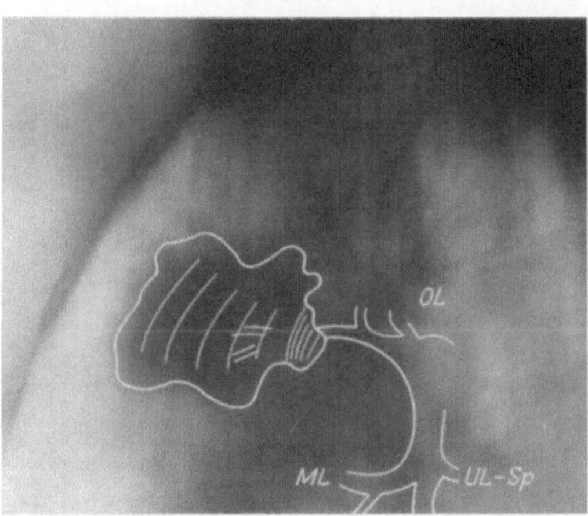


Skizze zu Abb. 22f

## Fortsetzung von Fall 22

**Diagnostischer Hinweis:**

*Verlaufskontrolle durch seitliche Tomographie:* Im Remissionsstadium läßt sich der kleine Tumor an der Teilungsstelle des Segmentbronchus darstellen (s. S. 10). Das Auftreten des Rezidives im Versorgungsgebiet eben dieses Bronchus ist durch den Vergleich der Tomographieserien nachweisbar.

**Bestätigung:**

Cytologie, Lobektomie (Tumor erbsgroß). Bronchoskopie und Biopsie negativ.

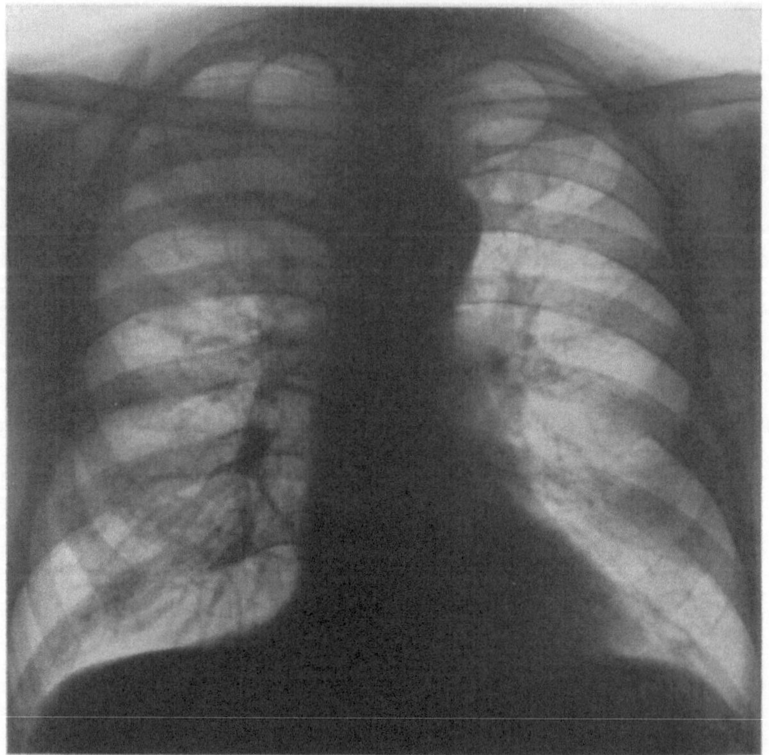

Abb. 23a 3. 10. 1962

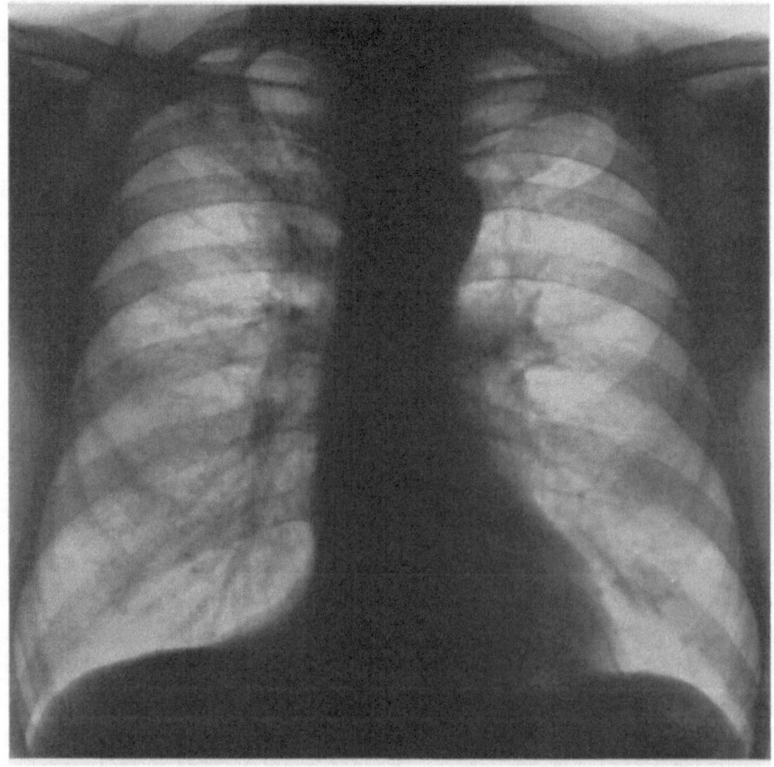

Abb. 23c 22. 10. 1962

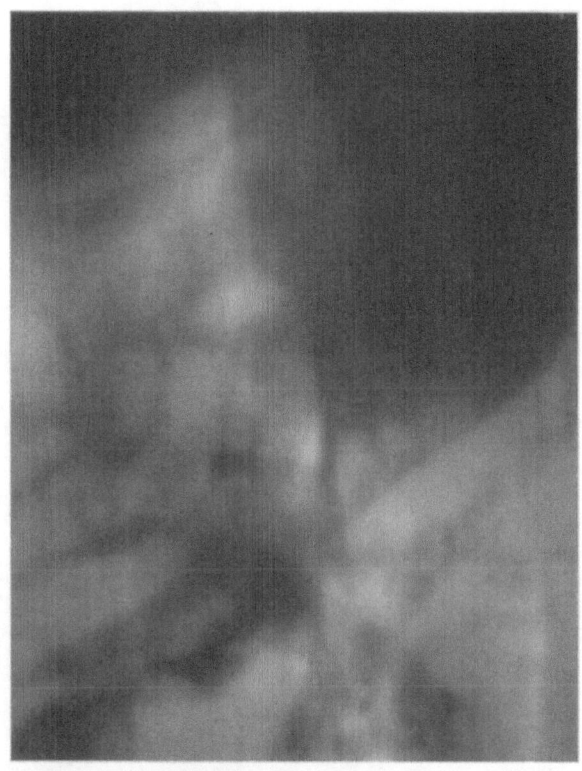

Abb. 23b 3. 10. 1962

**Fall 23** Baumgartnerhöhe, Wien
Erich G., 56 Jahre

Pneumonie im dorsalen Oberlappensegment rechts bei kleinem Tumor (Plattenepithel-Carcinom) des Segmentbronchus (r 2).

**Täuschungsmöglichkeit:**

Unter antibiotischer Therapie rasche Rückbildungsneigung.

**Diagnostischer Hinweis:**

*Verlaufskontrolle durch seitliche Tomographie:* Trotz Rückbildung (Verkleinerung) der pneumonischen Infiltration bleibt die Beziehung zwischen Lichtungsabbruch des dorsalen Segmentbronchus (r 2) und Segmentverschattung fixiert (s. S. 10).

**Bestätigung:**

Cytologie, Lobektomie. Bronchoskopie und Biopsie negativ.

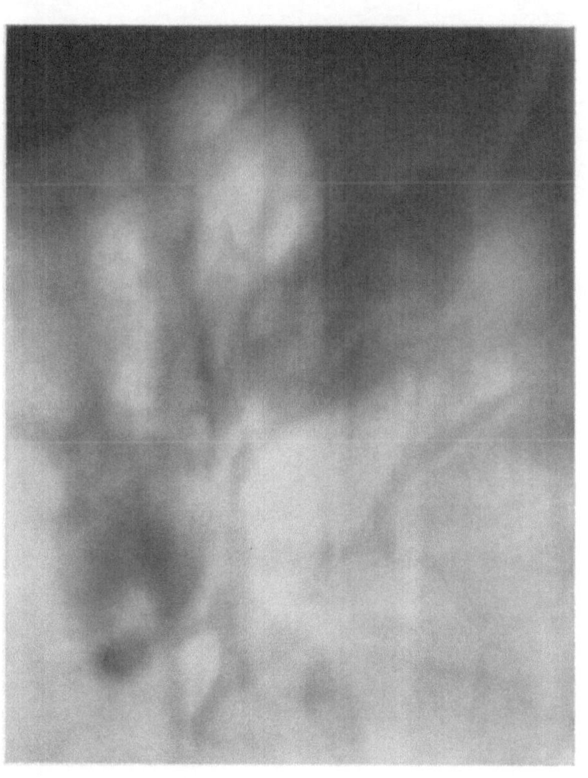

Abb. 23d 22. 10. 1962

Fall 24

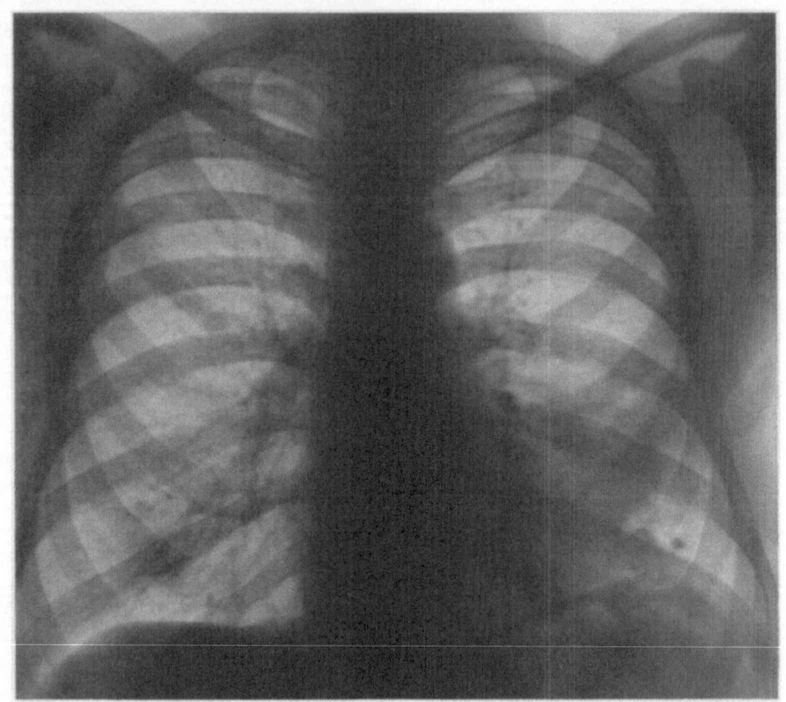

Abb. 24a 13. 9. 1958

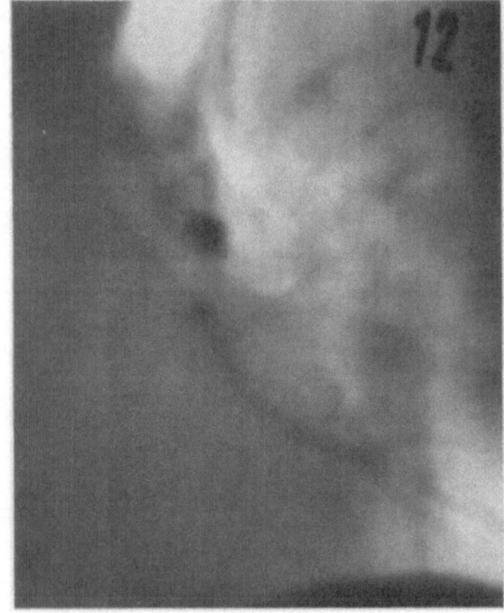


Abb. 24b 5. 12. 1958

Abb. 24c 1. 10. 1958

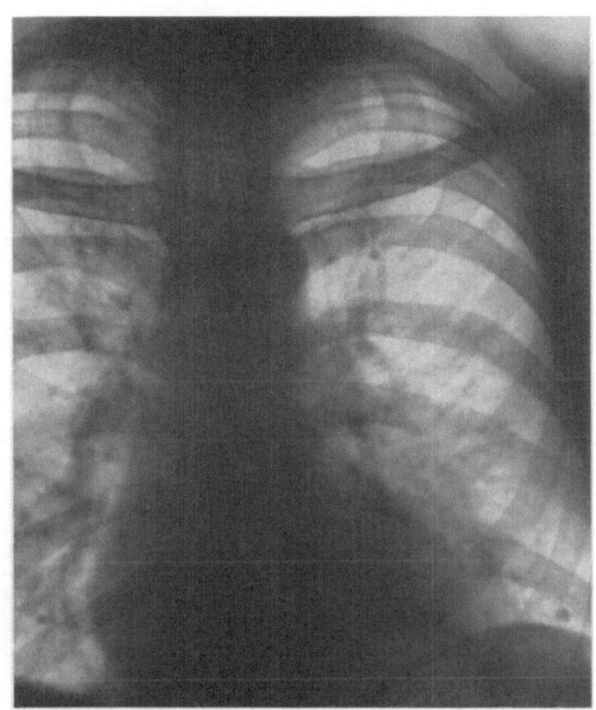

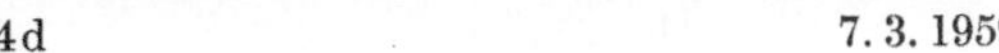

Abb. 24d 7. 3. 1959

**Fall 24** Baumgartnerhöhe, Wien
Johann M., 61 Jahre

Reversible Lingulainfiltration bei Narbencarcinom (Plattenepithel-Carcinom) des Lingulabronchus.

**Täuschungsmöglichkeit:**

*Tomographie:* Kalkherd an der Abgangsstelle des Lingulabronchus täuscht ausschließlich narbigspezifische Genese der Stenose vor (gleichzeitiges Vorkommen von Tuberkulose und Carcinom am selben Ort): Abb. 24b.

Remission der Verschattung unter antibiotischer Therapie: Abb. 24d.

**Diagnostischer Hinweis:**

*Bronchographie:* Stopp im Lingulabronchus: Abb. 24c

*Cytologie:* Dem bereits am Beginn der Erkrankung positiven cytologischen Befund wurde vor allem in Hinblick auf die Rückbildung der Parenchymverschattung nicht genügende Beweiskraft zuerkannt.

**Bestätigung:**

Verlauf (Oberlappenatelektase, Abb. 24e), Pneumektomie. Im Anfangsstadium Bronchoskopie und Biopsie negativ.

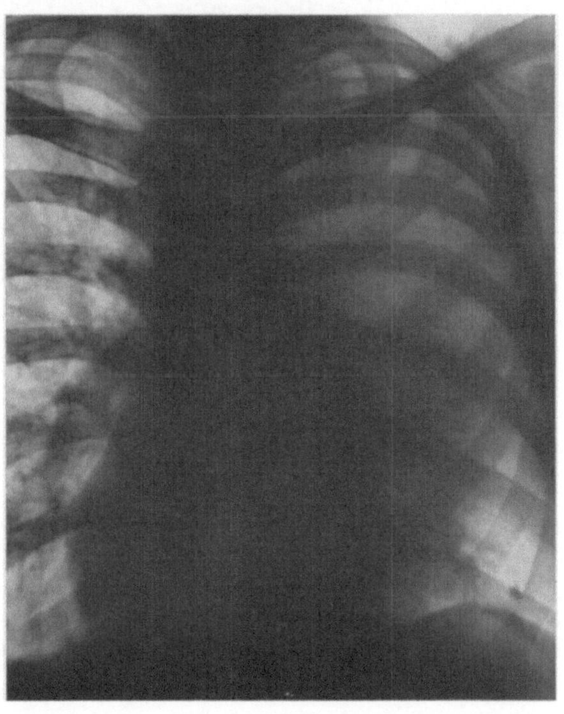

Abb. 24e 26. 6. 1959

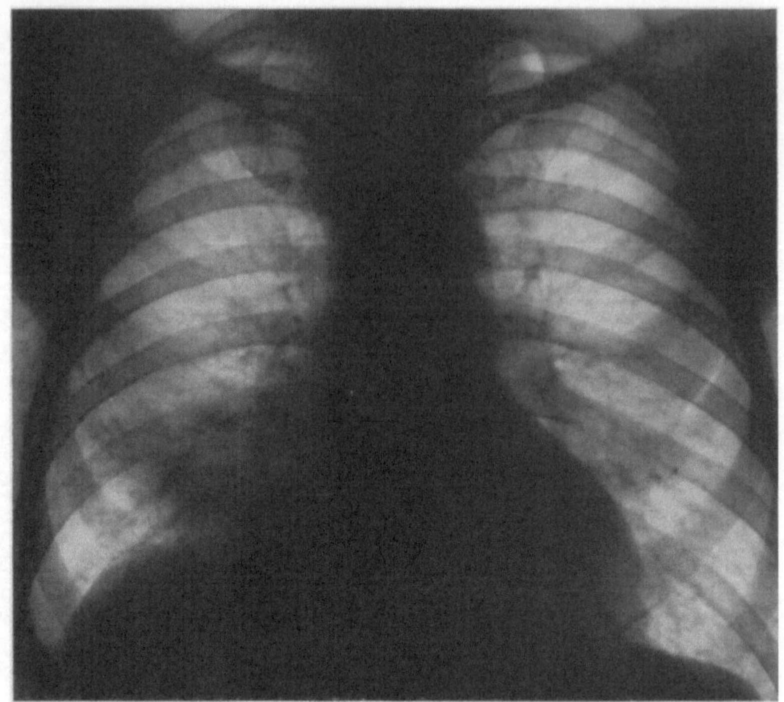

Abb. 25a

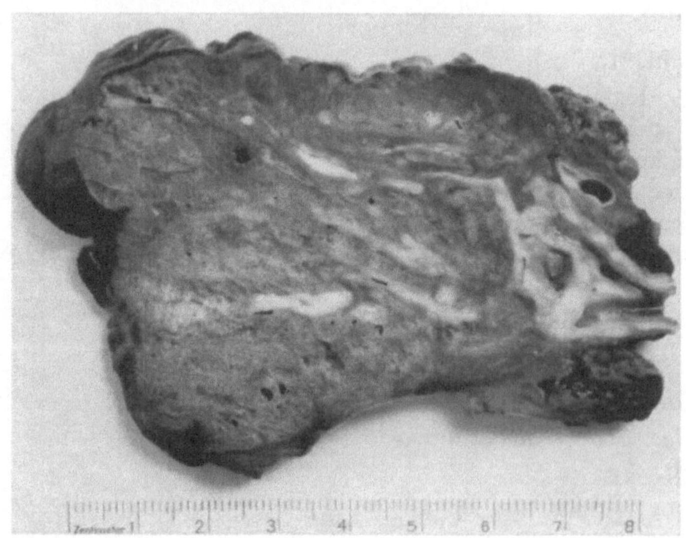

Abb. 25b

**Fall 25** UEHLINGER, Zürich

Florinde P., 61 Jahre

Lungenadenomatose des Mittellappens.

Abb. 25b: Resektat des atelektatischen rechten Mittellappens (s. S. 11).

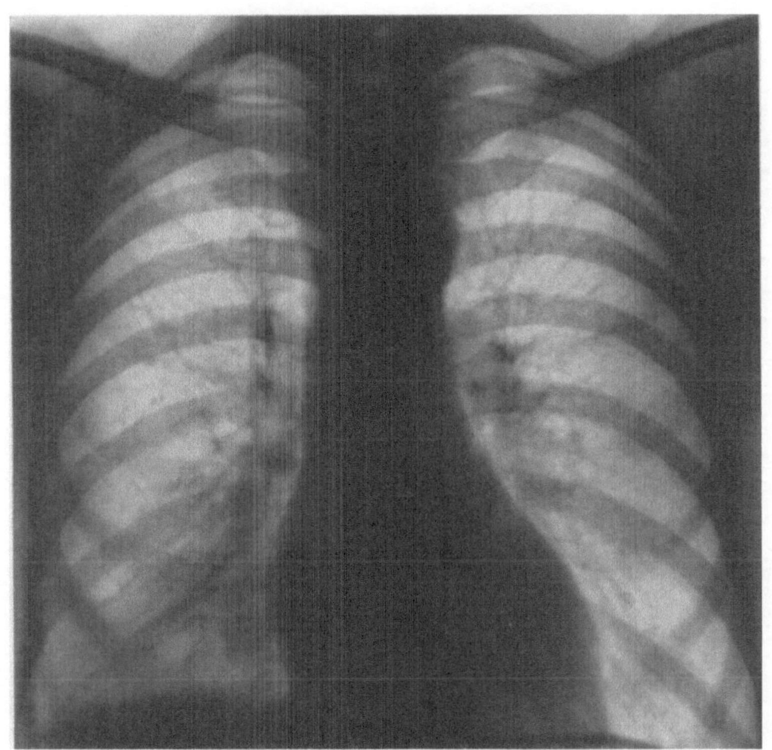

Abb. 26a 9. 7. 1959

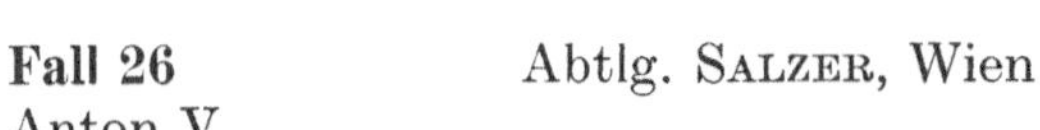

**Fall 26** Abtlg. SALZER, Wien
Anton V.

Herdbildungen im rechten Unterfeld bei (Plattenepithel-) Carcinom des dorsobasalen Segmentbronchus (r 10).

**Diagnostischer Hinweis:**

*Seitlicher Übersichtsfilm:* Segmentäre Anordnung der Herde (Abb. 26b).

**Bestätigung:**

Biopsie, Bilobektomie.

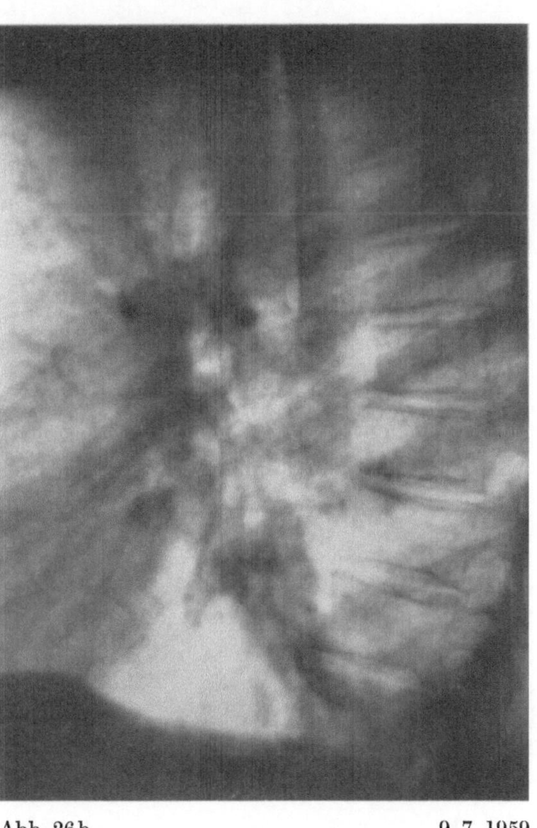

Abb. 26b 9. 7. 1959

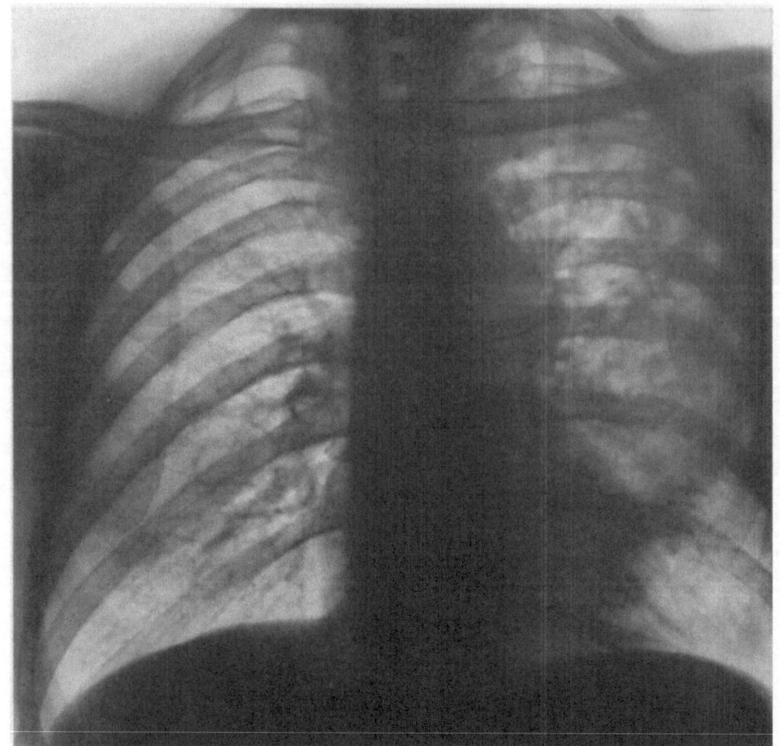

Abb. 27a 24. 2. 1958

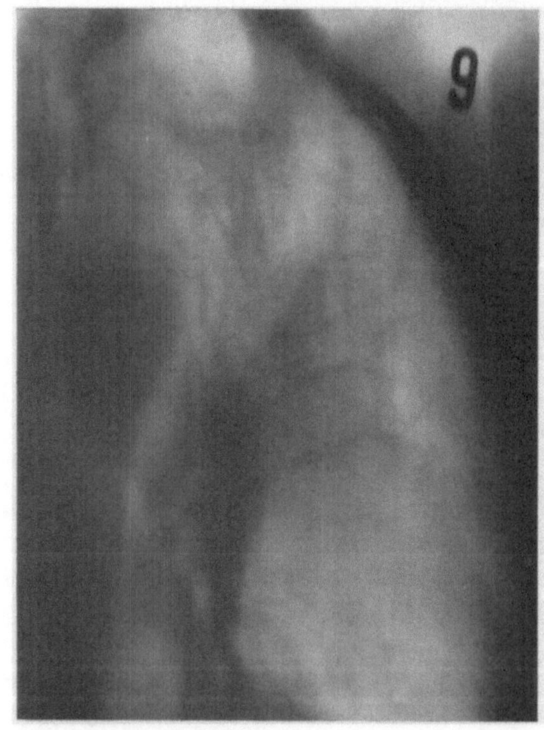


Abb. 27b 14. 4. 1958

**Fall 27** Baumgartnerhöhe, Wien
Anton R., 53 Jahre

Herdbildungen im linken Ober- und Mittelfeld bei Carcinom (solid) des linken Oberlappenbronchus.

**Diagnostischer Hinweis:**

*Tomographie:* Lichtungsabbruch des linken Oberlappenbronchus (Abb. 27b).

**Bestätigung:**

Bronchoskopie, Biopsie, Pneumektomie.

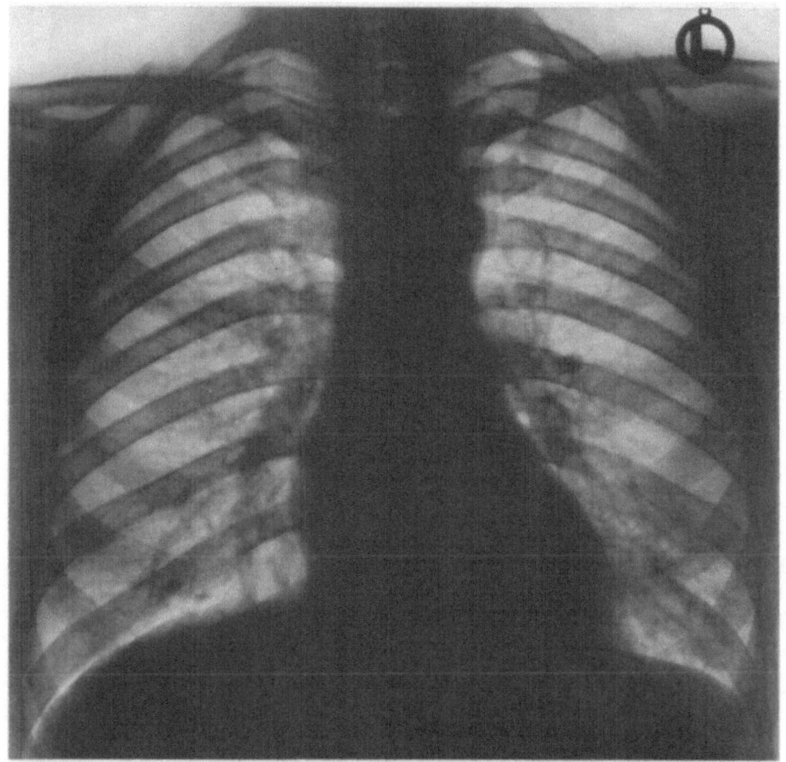

Abb. 28a 11. 10. 1954

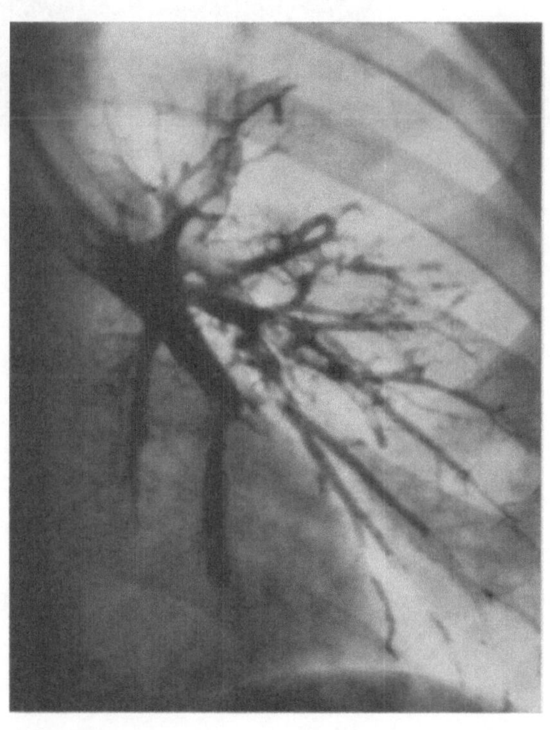

Abb. 28b 21. 10. 1954

**Fall 28** REUSCH, Königstein i. Ts.
Jean K., 34 Jahre

Herdbildungen im linken Unterfeld bei (Plattenepithel-) Carcinom des laterobasalen Unterlappensegmentbronchus.

**Diagnostischer Hinweis:**

*Bronchographie* (Abb. 28b): Füllungsabbruch im 8. und 9. Segmentbronchus (Bronchoskopie negativ).

**Bestätigung:**

Cytologie, Lobektomie.

Fall 29

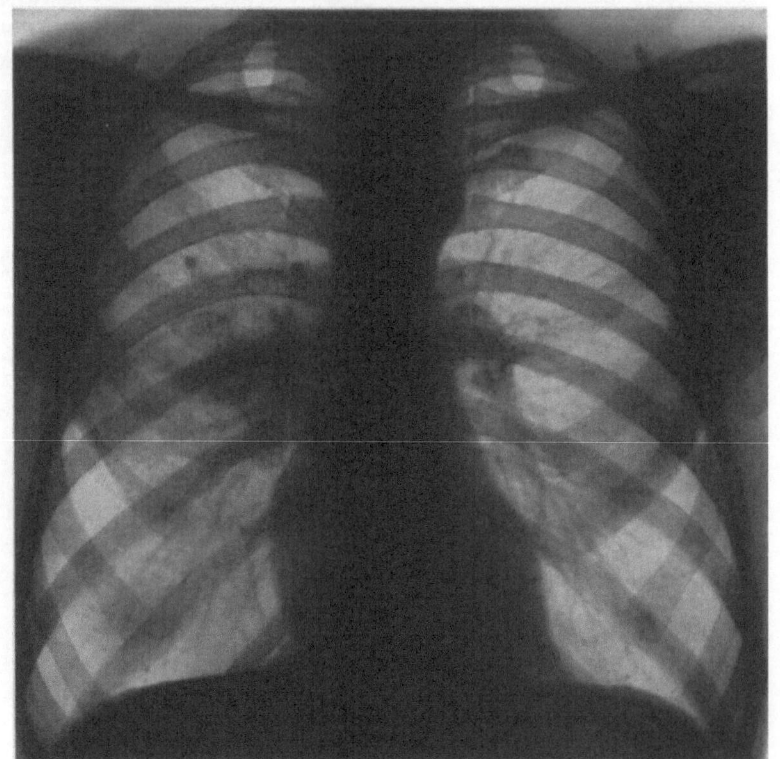

Abb. 29a 15. 10. 1959

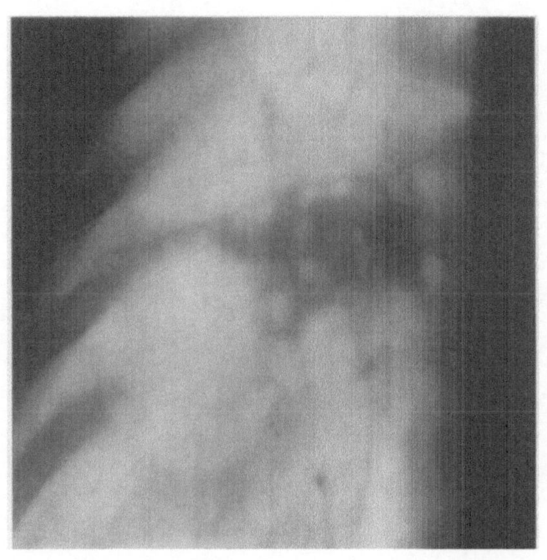

Abb. 29b 15. 10. 1959

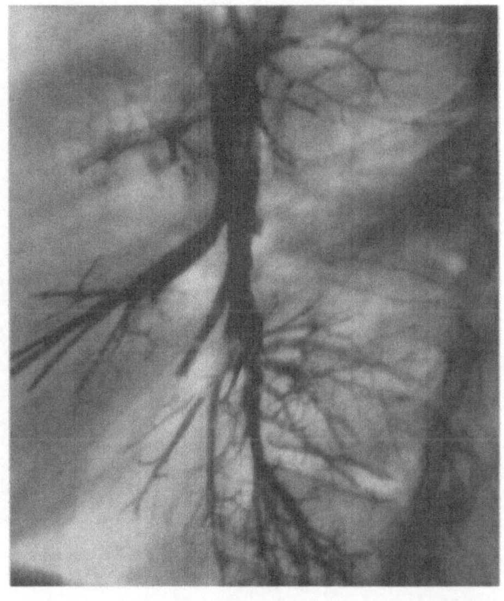

Abb. 29c 21. 10. 1959

**Fall 29** REUSCH, Königstein i. Ts.

Adolf Z., 57 Jahre

Herdbildungen im rechten Mittelfeld bei (Plattenepithel-)Carcinom des Unterlappenspitzenbronchus.

**Diagnostischer Hinweis:**

*Bronchographie:* Füllungsabbruch des Unterlappenspitzenbronchus (Abb. 29c).

**Bestätigung:**

Bronchoskopie und Biopsie.

**Fall 30**

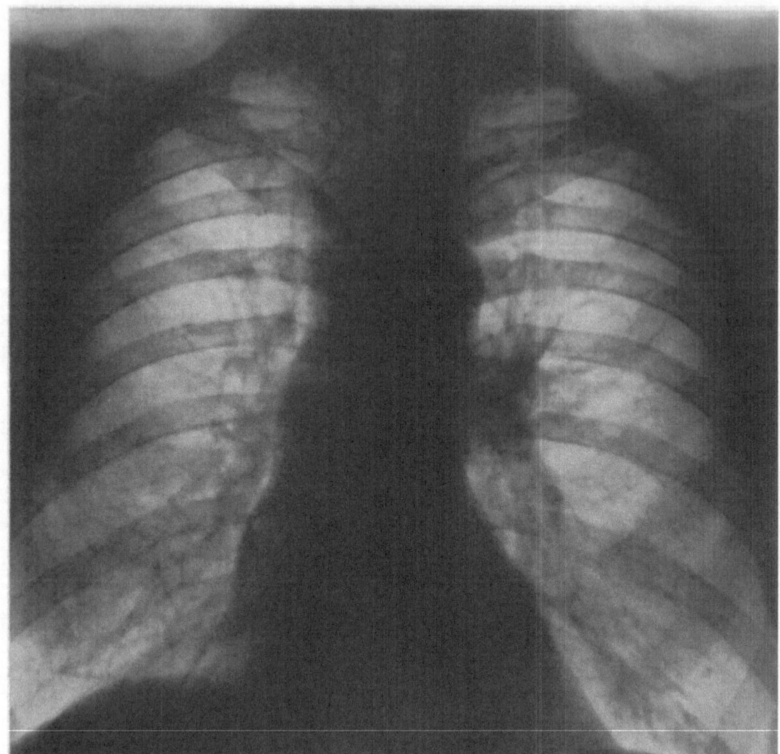

Abb. 30a

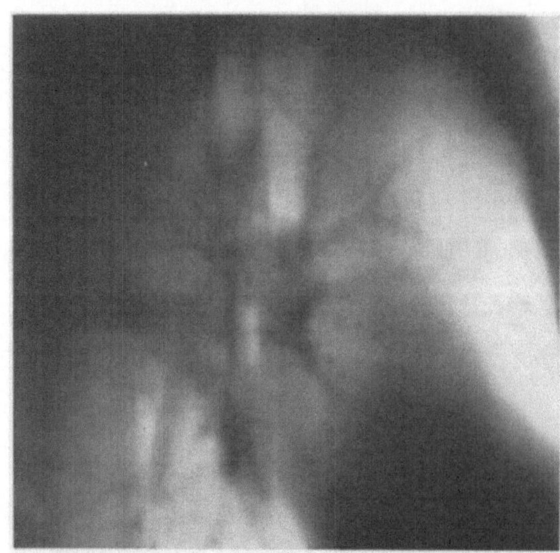

Abb. 30b

**Fall 30** SASSY-DOBRAY, Budapest
Antal F., 48 Jahre

Mikrocarcinom (Plattenepithel-Carcinom) des linken Unterlappenspitzenbronchus (L 6).

**Diagnostischer Hinweis:**

Cytologie (Biopsie negativ).

**Bestätigung:**

Lobektomie.

**Täuschungsmöglichkeit:**

Makroskopisch im Resektionspräparat kein Tumorgewebe erkennbar. Erst durch die gezielte histologische Untersuchung des stenosierten Segmentbronchus wird ein Plattenepithel-Carcinom der Bronchuswand nachgewiesen (Mikrocarcinom, s. S. 13).

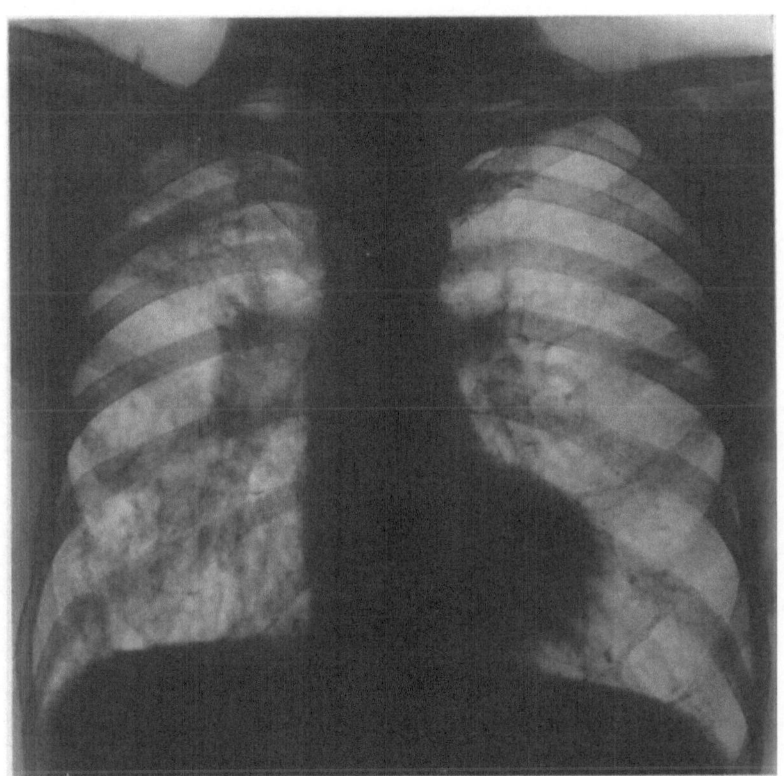

Abb. 31

**Fall 31** MERKEL, Wien-Laab

Karl D.

„Infiltrat" im rechten Oberfeld und „Streuung" im rechten Unterfeld bei Tumor im rechten Oberlappen und bronchopneumonischen Herden im rechten Unterlappen.

Verlaufsbeobachtung (Operation lungenfunktionsmäßig kontraindiziert).

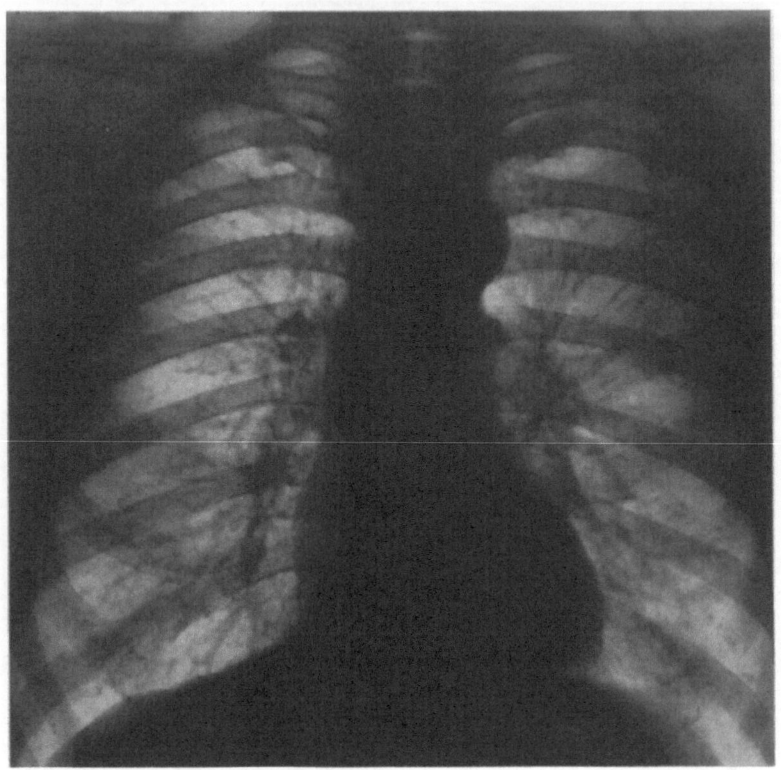

Abb. 32

**Fall 32**
Otto R.

Koss und Salzer
Felbring-Wien

Plattenepithel-Carcinom des anterobasalen Unterlappensegmentbronchus links.

**Diagnostischer Hinweis:**

Hämoptysen.
*Bronchoskopie* (s. S. 15).

**Bestätigung:**

Biopsie, Lobektomie.

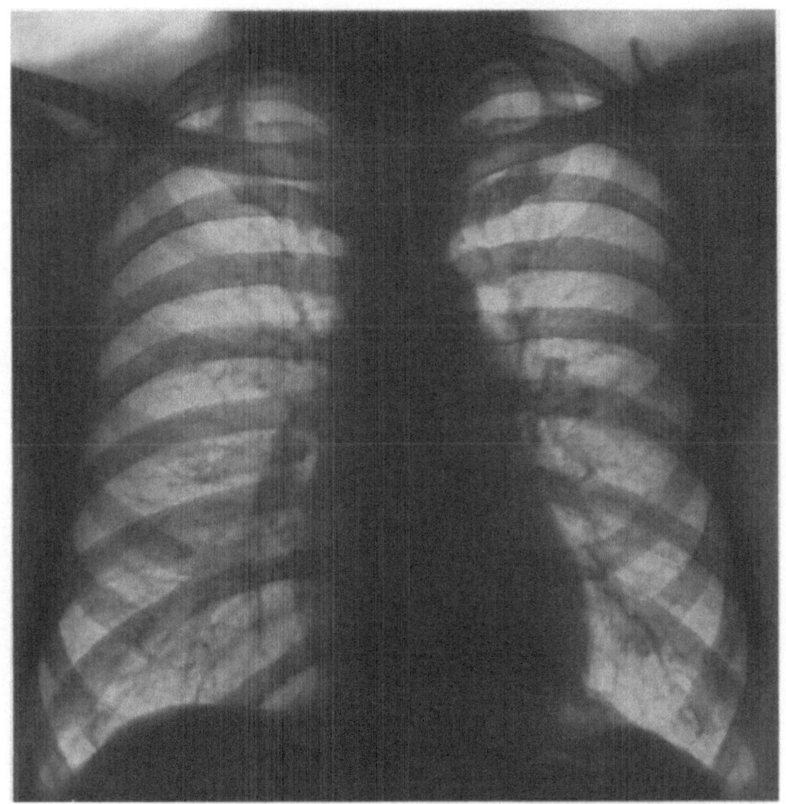

Abb. 33

**Fall 33** Baumgartnerhöhe, Wien

Gustav P., 57 Jahre

Endobronchial wachsendes Carcinom (solid) des linken pectoralen Oberlappensegmentbronchus (L 3).

**Diagnostischer Hinweis:**

Hämoptysen.
*Bronchoskopie* (s. S. 2).

**Bestätigung:**

Biopsie, Lobektomie.

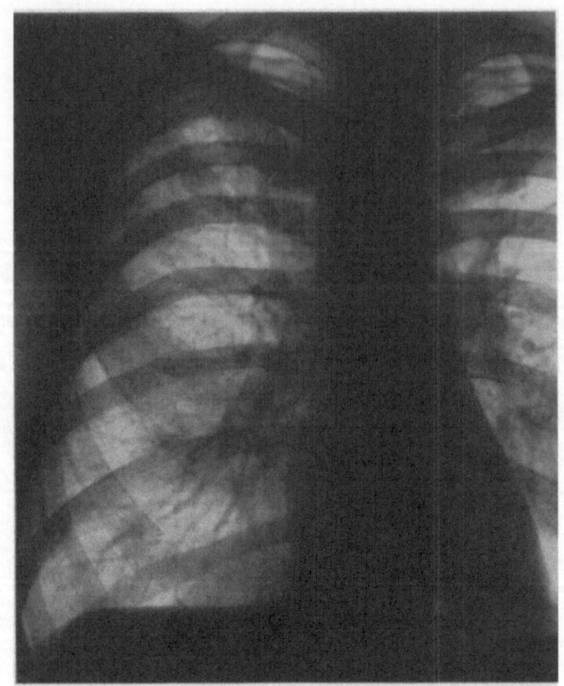

Abb. 34a 24. 5. 1960

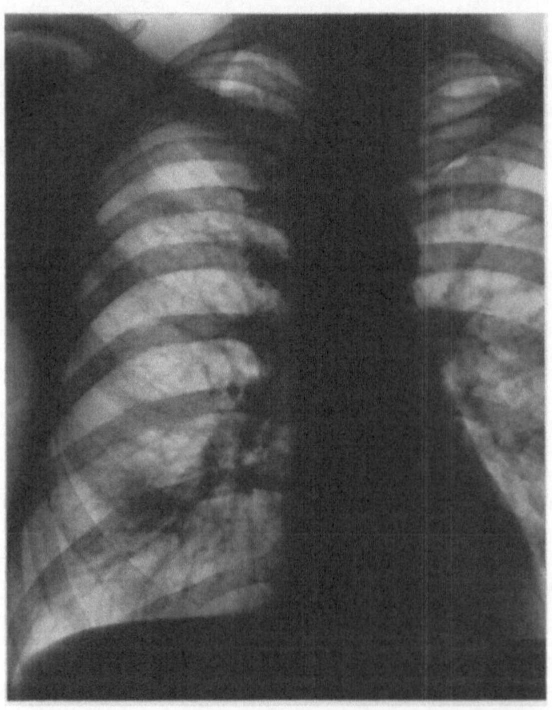

Abb. 34b 18. 7. 1960

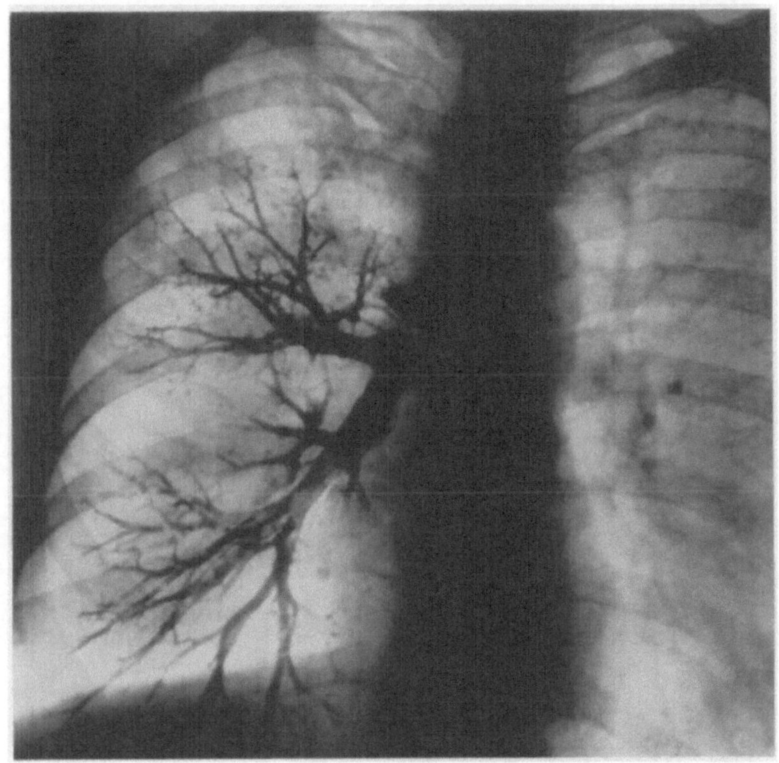

Abb. 34c 12. 7. 1960

**Fall 34** OVERRATH, Wuppertal
Karl H.

Posttraumatische Pneumonie (Thoraxkontusion mit Fraktur der 3. Rippe rechts) im rechten Oberlappen.
Carcinom (Plattenepithel-Carcinom) des proximal transponierten apikalen Segmentbronchus („Zufallsbefund“).

**Diagnostischer Hinweis:**

*Bronchographie* (Abb. 34c): Stopp im proximal transponierten apikalen Segmentbronchus. (Die Untersuchung wurde nach Rückbildung der posttraumatischen Parenchymveränderungen routinemäßig zum Ausschluß von Bronchiektasien durchgeführt.)

**Bestätigung:**

Bronchoskopie, Biopsie, Segmentresektion.

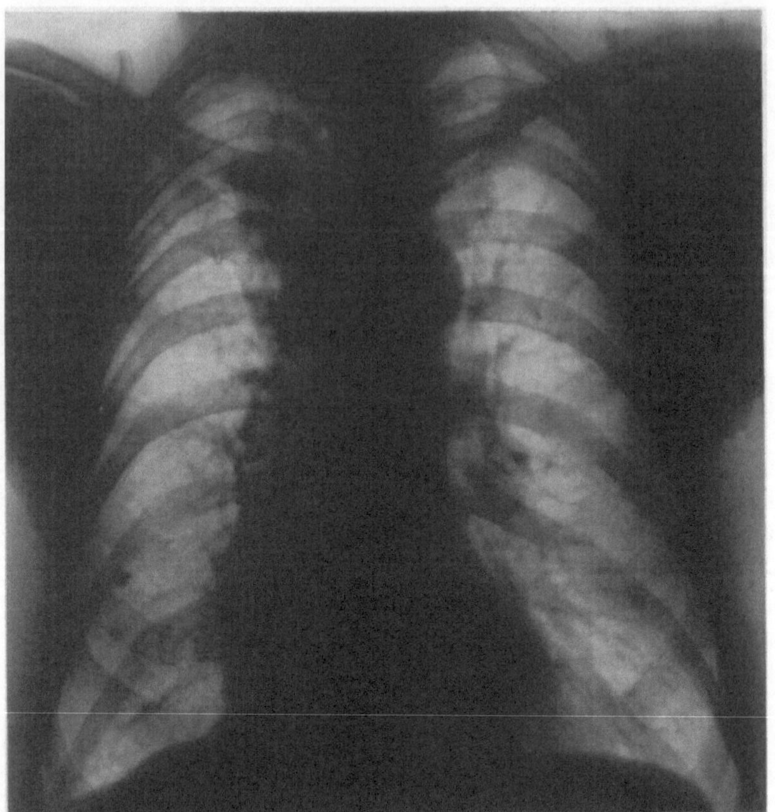

Abb. 35a

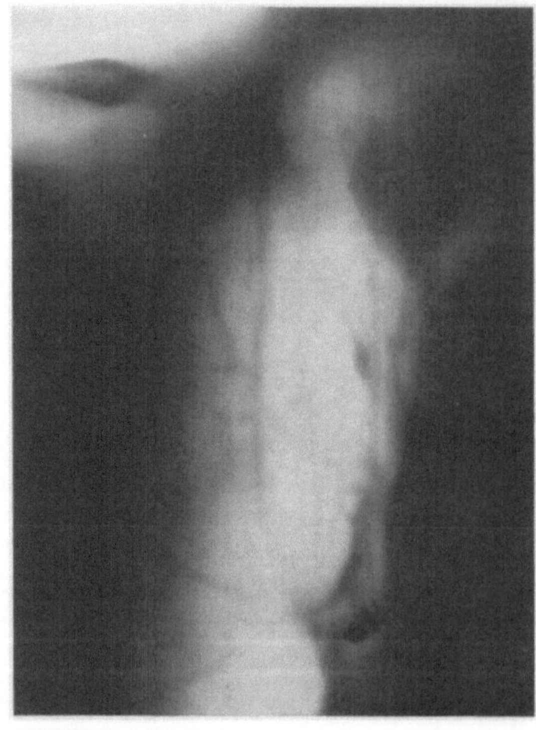

Abb. 35b

**Fall 35** REUSCH, Königstein i. Ts.
Karl S., 57 Jahre

Bronchialcarcinom in Lobus venae azygos rechts.

**Diagnostischer Hinweis:**
Cytologie.

**Bestätigung:**
Pneumektomie.

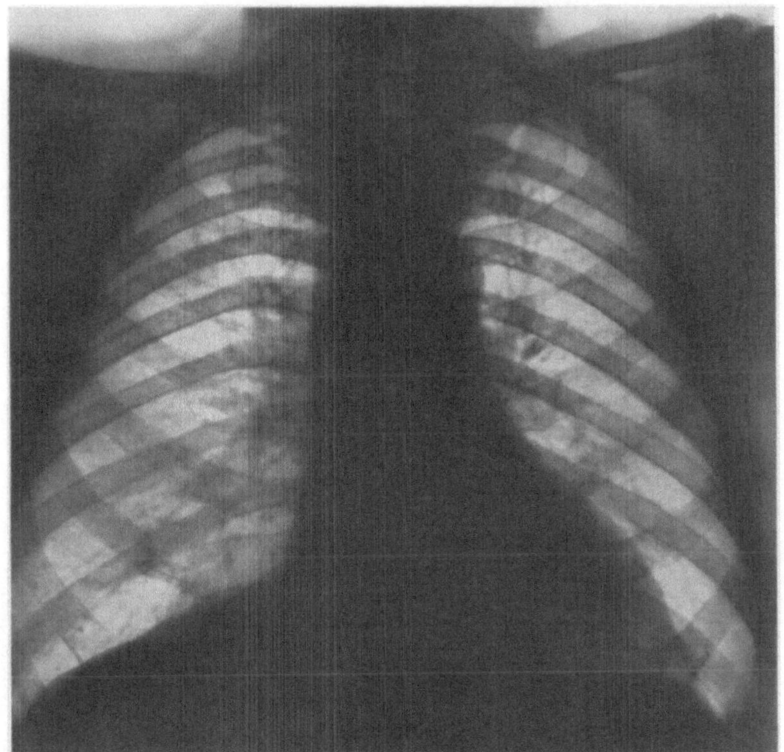

Abb. 36a

**Fall 36** PADANYI, Albrechtshaus
Max G., 61 Jahre

Plattenepithel-Carcinom im rechten Oberlappen.

Erfaßt durch Röntgenreihenuntersuchung.

Lobektomie.

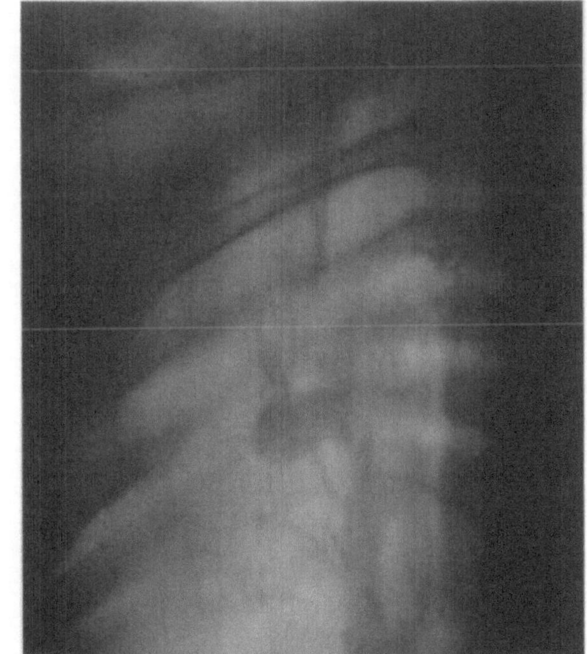

Abb. 36b

Fall 37

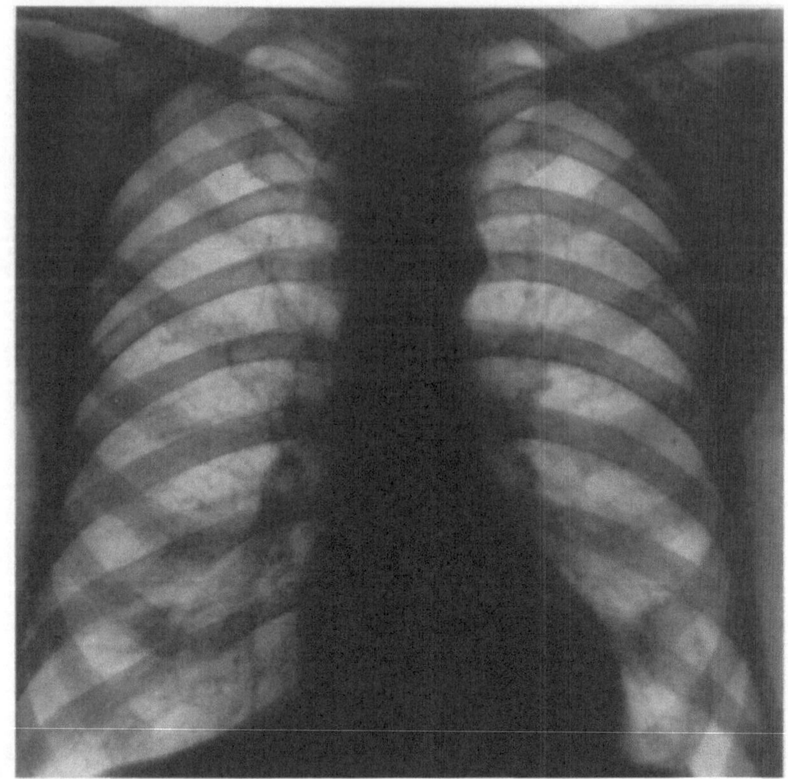

Abb. 37a

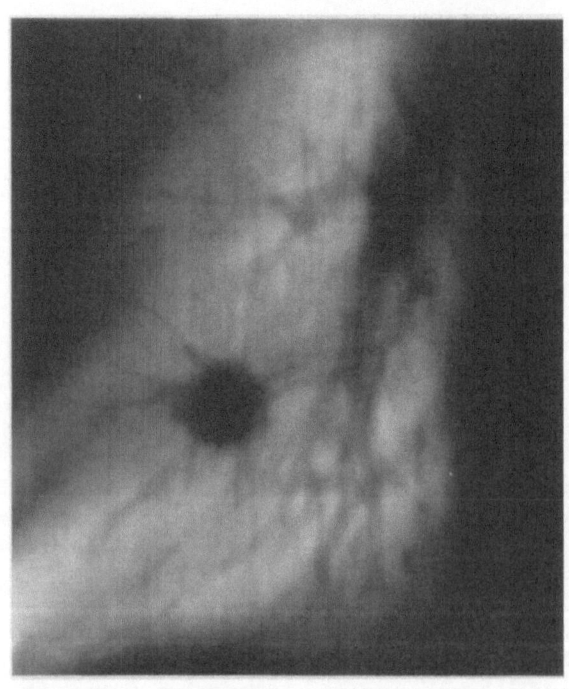

Abb. 37b

**Fall 37** PADANYI, Albrechtshaus
Kurt M., 51 Jahre

Plattenepithel-Carcinom im rechten Unterlappen.

Erfaßt durch Röntgenreihenuntersuchung.

*Lungensondierung:* Plattenepithel-Carcinom.

Lobektomie.

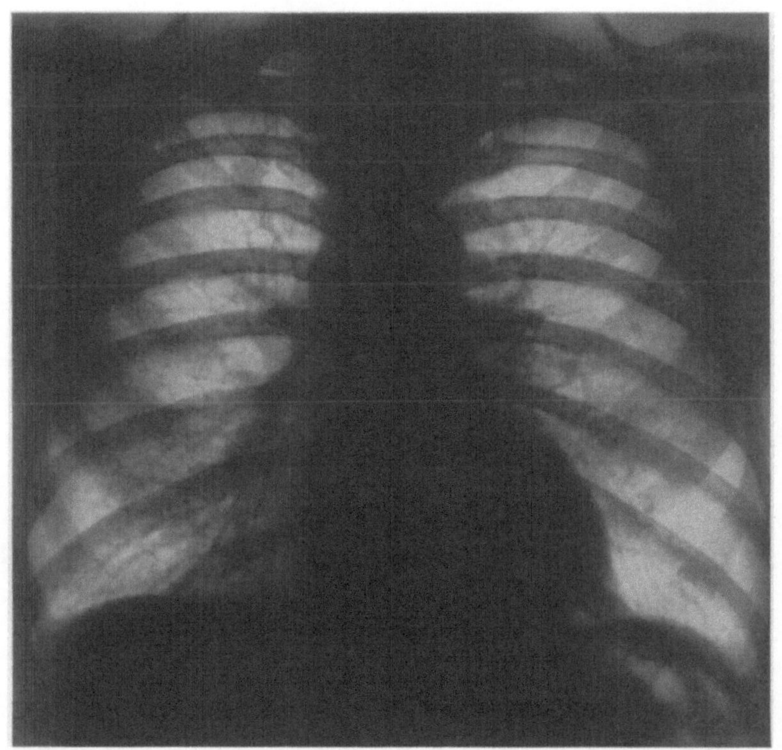

Abb. 38

**Fall 38** Padanyi, Albrechtshaus

Otto Sch., 54 Jahre

Kleinzelliges Carcinom im rechten Oberlappen.

Erfaßt durch Röntgenreihenuntersuchung (17. 11. 1960).

*Lungensondierung:* kleinzelliges Carcinom (9. 12. 1960).

*Thorakotomie:* Inoperabel, kleinzelliges Carcinom (13. 1. 1961).

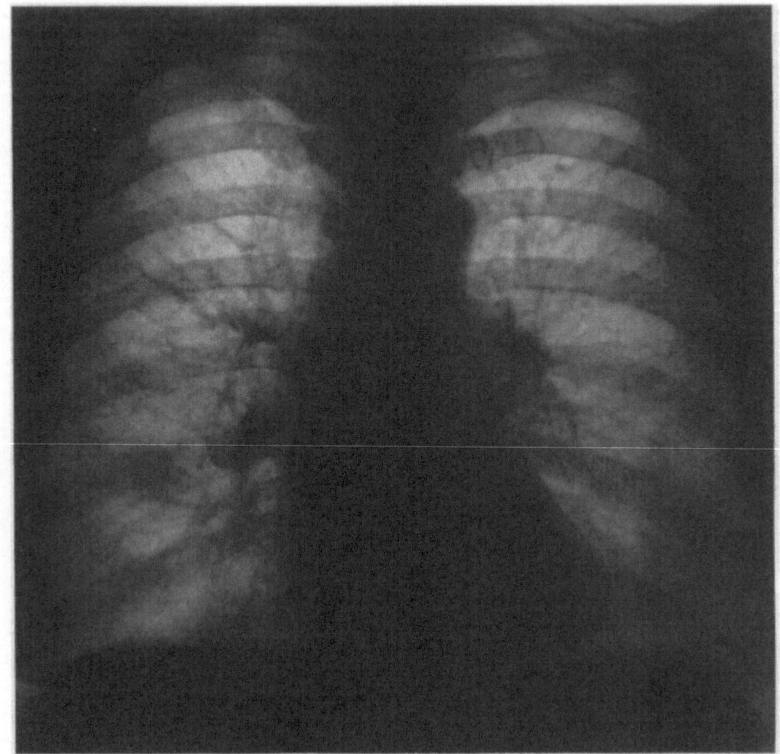

Abb. 39

**Fall 39** Köle, Graz

Ilse K., 54 Jahre

Bronchialcarcinom (undifferenziert) im rechten Unterlappen. Bilobektomie.

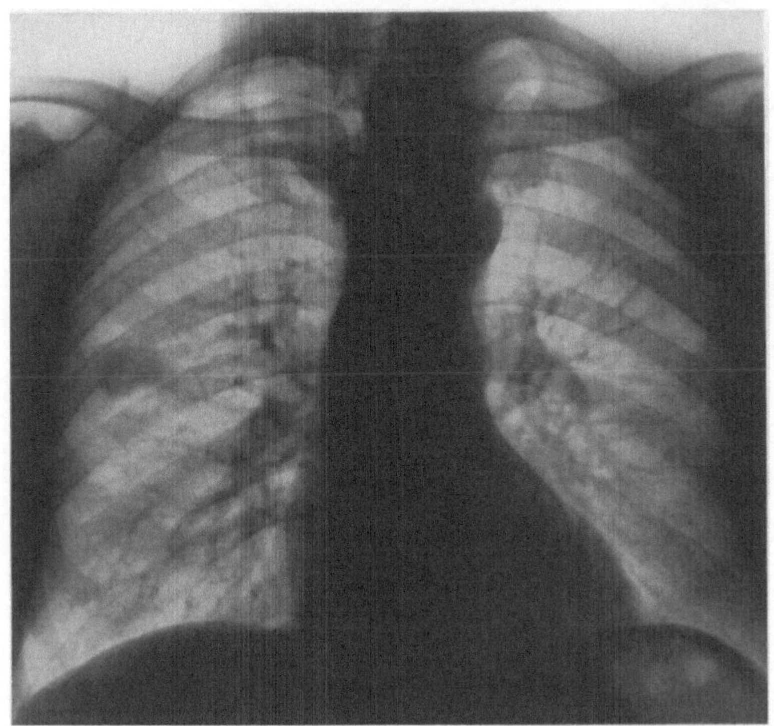

Abb. 40

**Fall 40** ZENKER, München
Josef M., 57 Jahre

Bronchialcarcinom (Adeno-Carcinom) im rechten Oberlappen. Segmentresektion.

Fall 41

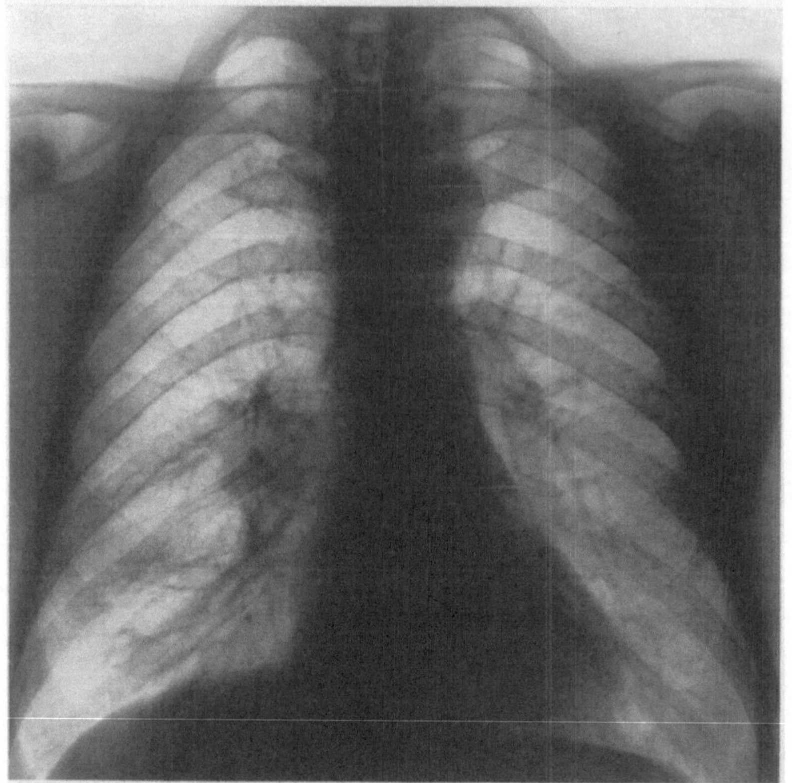

Abb. 41a

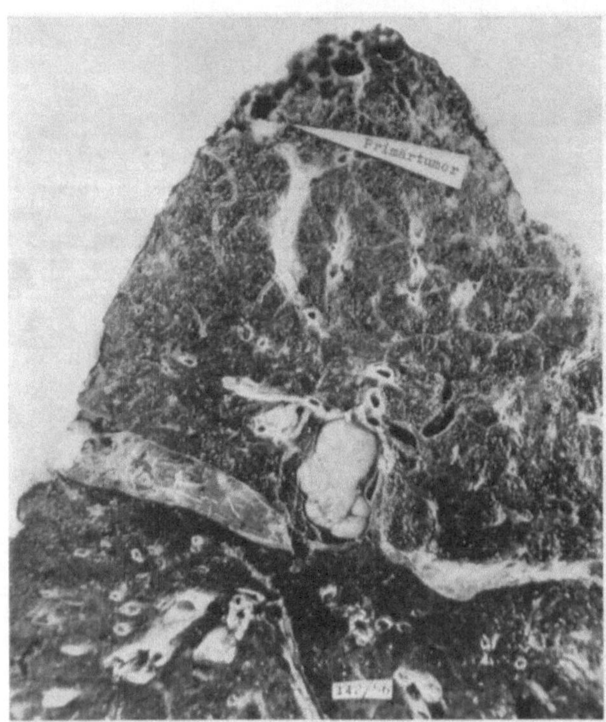


Abb. 41b

**Fall 41** ZENKER, München
Karl St., 62 Jahre

Bronchialcarcinom (undifferenziert) im rechten Oberlappen.

Durch Reihenuntersuchung 1956 erfaßt. Wegen tumoröser Hilusschwellung rechts Thorakotomie. Pneumektomie: Kleiner Primärtumor in der Wand einer Emphysemblase im rechten Oberlappen (Abb. 41b), metastatische Hiluslymphknotenschwellung rechts (s. S. 16).

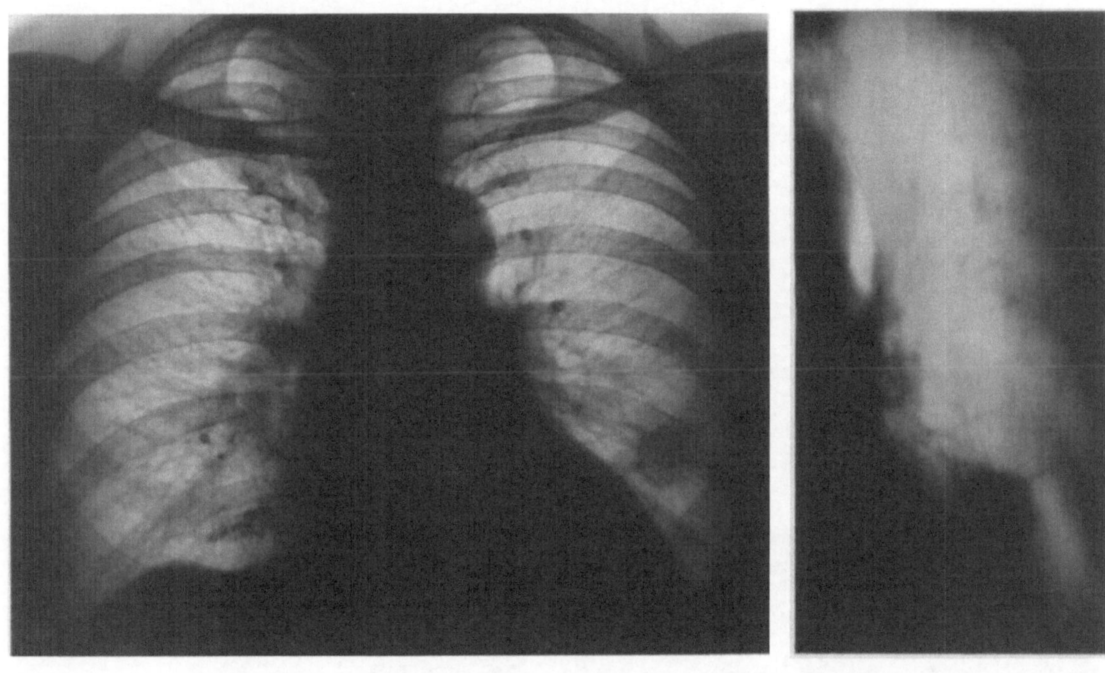

Abb. 42a

Abb. 42b

**Fall 42**

UEHLINGER, Zürich

Frieda B., 64 Jahre

Rundherd (Lungenadenomatose) im antero-basalen Segment des linken Unterlappens.

**Klinische Diagnose:**

Verdacht auf malignen Tumor.

**Bestätigung:**

Segmentresektion mit Tumor, anatomische Untersuchung.

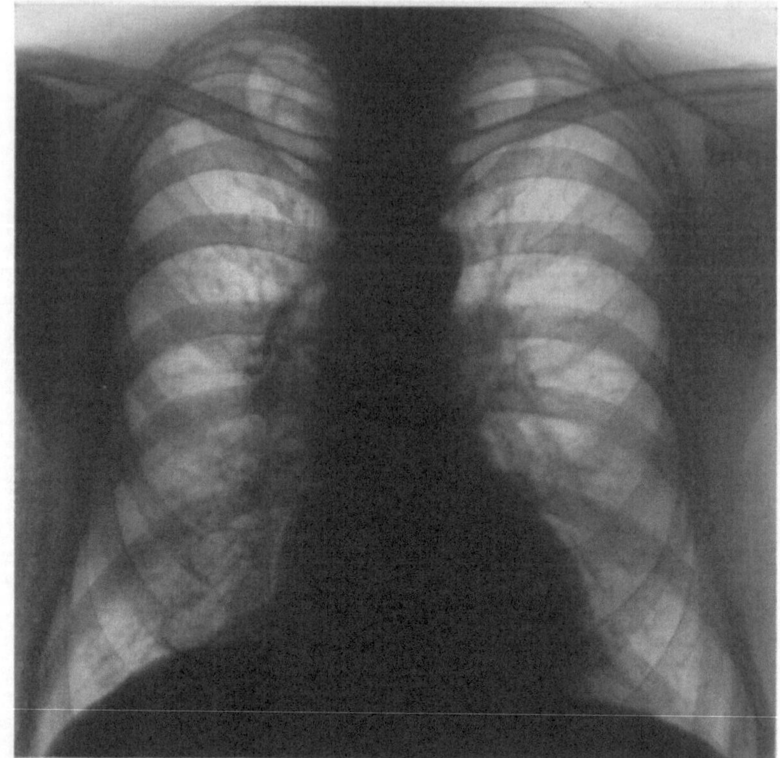

Abb. 43a

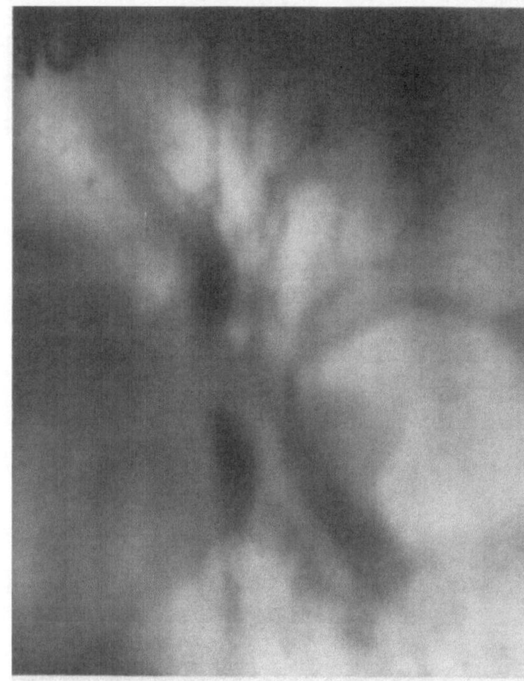

Abb. 43b

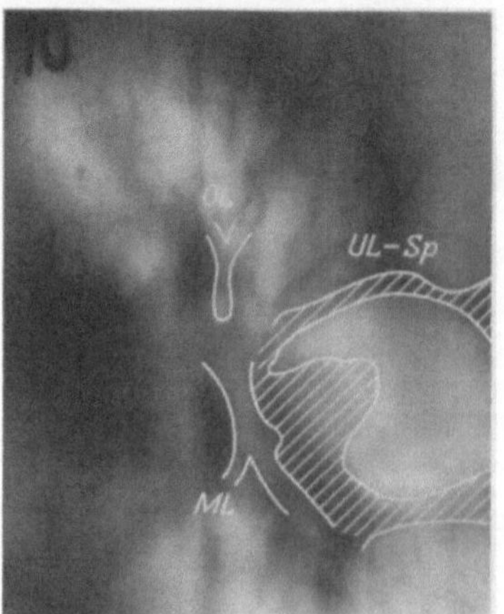


Skizze zu Abb. 43b

**Fall 43** Baumgartnerhöhe, Wien
Stefan R., 58 Jahre

Tumorkaverne bei Adeno-Carcinom des rechten Unterlappenspitzenbronchus (r 6).

**Diagnostischer Hinweis:**

*Seitliche Tomographie* (Abb. 43b): Tumorstenose des Unterlappenspitzenbronchus.

**Bestätigung:**

Bronchoskopie, Biopsie, Lobektomie.

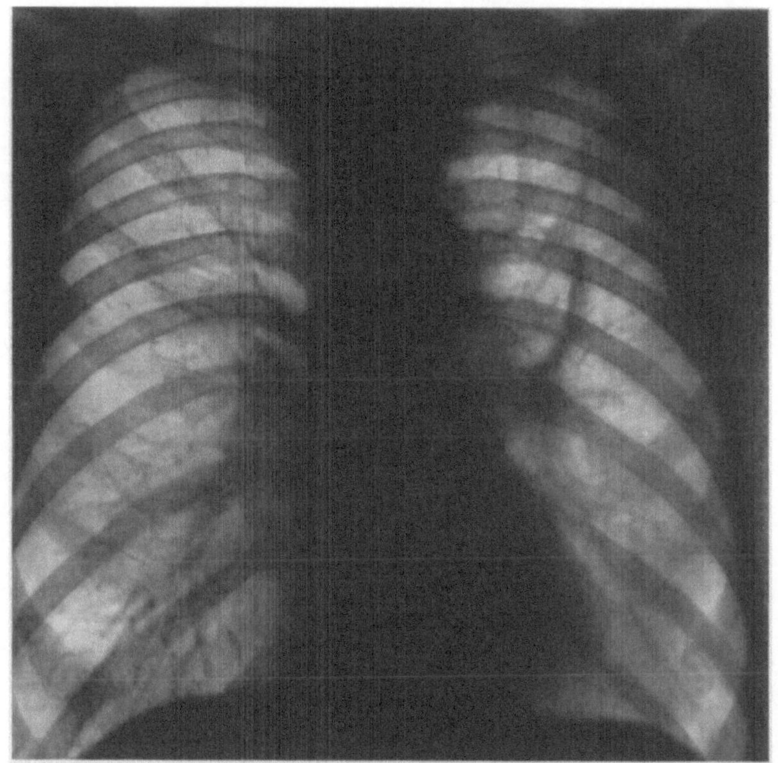

Abb. 44a

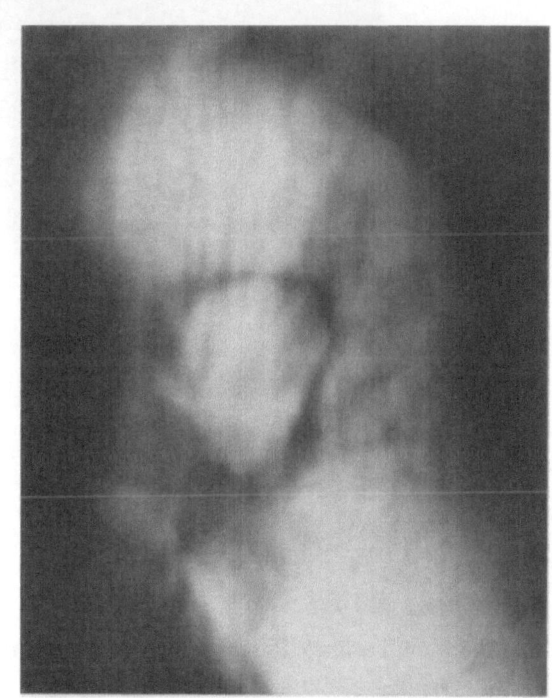

Abb. 44b

**Fall 44** MUSSHOFF und WOENCKHAUS
Otto St. Freiburg i. Br.

Tumorkaverne bei Plattenepithel-Carcinom des linken Oberlappenbronchus.

**Diagnostischer Hinweis:**

*Tomographie:* Tumorstenose des Oberlappenbronchus (Abb. 44b).

**Bestätigung:**

Verlauf.

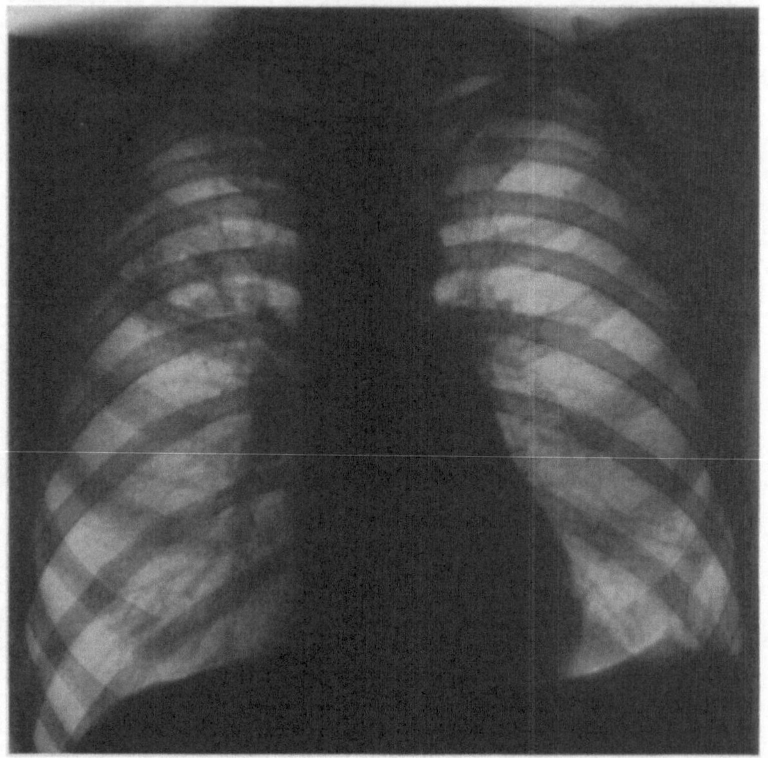

Abb. 45

**Fall 45** REUSCH, Königstein i. Ts.

Heinrich St., 66 Jahre

Zerfallender Tumor (Plattenepithel-Carcinom) im rechten Oberlappen. Alte pleurale Veränderungen links basal.

**Diagnostischer Hinweis:**

*Cytologie.*

**Bestätigung:**

Verlauf (Operation abgelehnt).

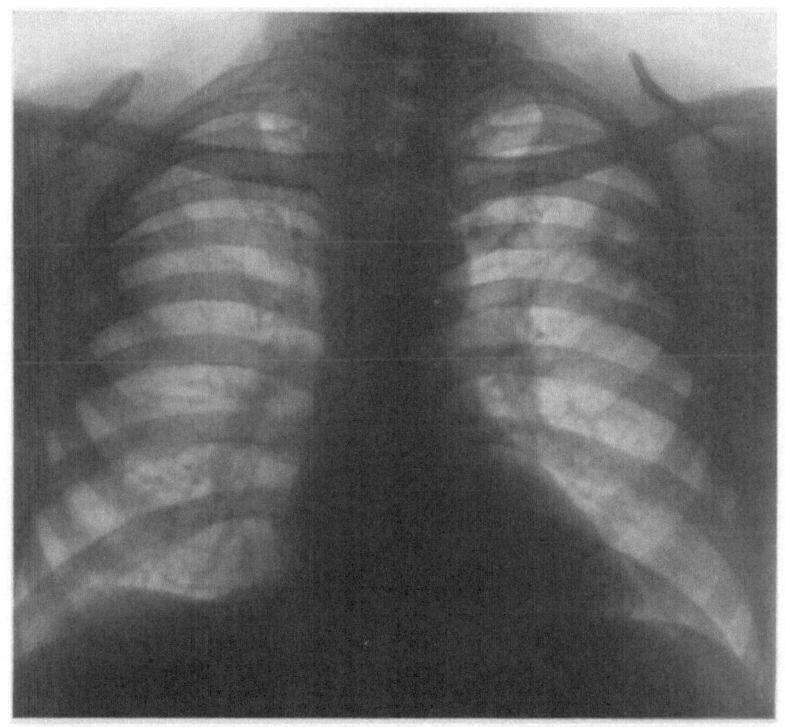

Abb. 46

**Fall 46** Baumgartnerhöhe, Wien

Eugen P., 54 Jahre

Zerfallender Tumor im linken Oberlappen.
Oberlappenfibrose und pleurale Residuen rechts nach Pneumothorax.

**Diagnostischer Hinweis:**

*Tomographische Verlaufsbeobachtung* unter tuberkulostatischer Therapie.

**Bestätigung:**

Lobektomie.

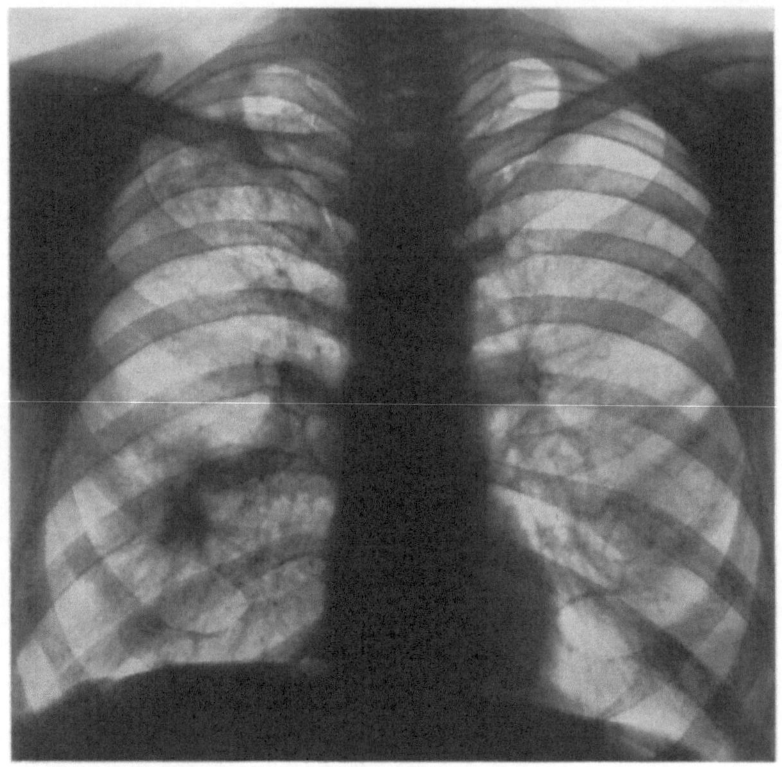

Abb. 47

**Fall 47** Baumgartnerhöhe, Wien

Oskar H., 66 Jahre

Herdbildungen im rechten Unterfeld bei Carcinom (kleinzellig) des dorsobasalen Unterlappensegmentbronchus (r 10).
Ältere (1947) Oberlappentuberkulose rechts.

**Diagnostischer Hinweis:**

*Tomographie:* Wandveränderung des Segmentbronchus, segmentäre Anordnung der Herde.

**Bestätigung:**

Bronchoskopie, Biopsie.

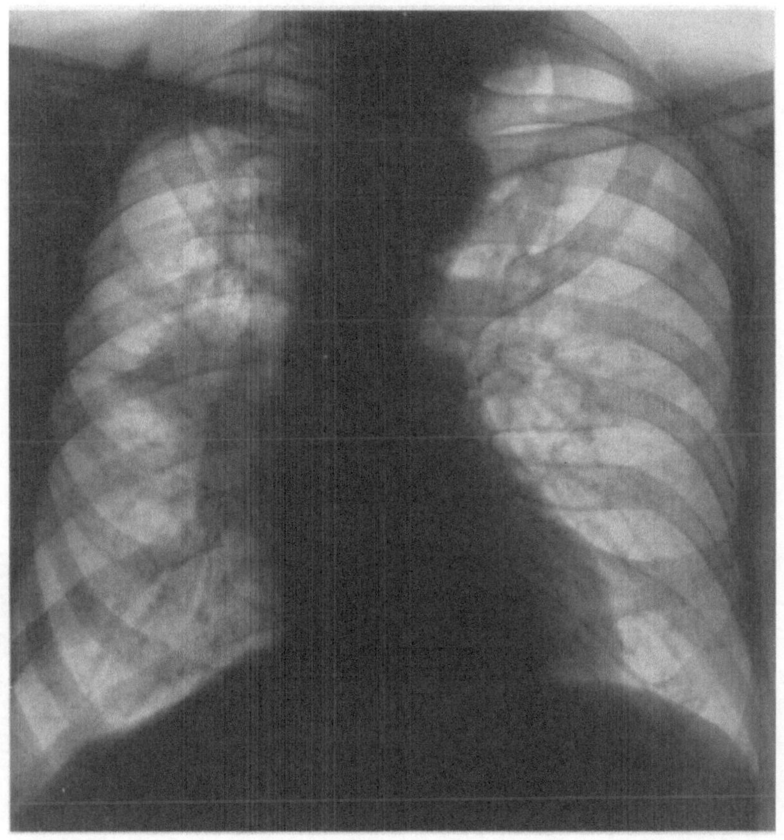

Abb. 48

**Fall 48** Baumgartnerhöhe, Wien

Karl M., 69 Jahre

Carcinom des lateralen Mittellappensegmentbronchus (r 4).
Cirrhotisch-kavernöse Oberlappentuberkulose rechts (Sputum positiv).

**Diagnostischer Hinweis:**

*Tomographie:* Segmentsyndrom.

**Bestätigung:**

Verlauf.

Fall 49

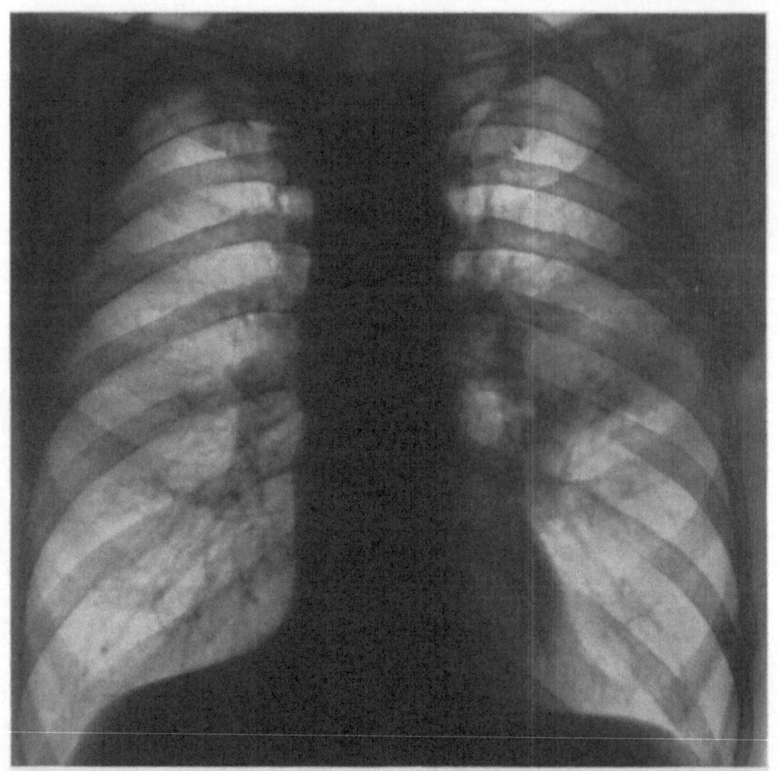

Abb. 49a

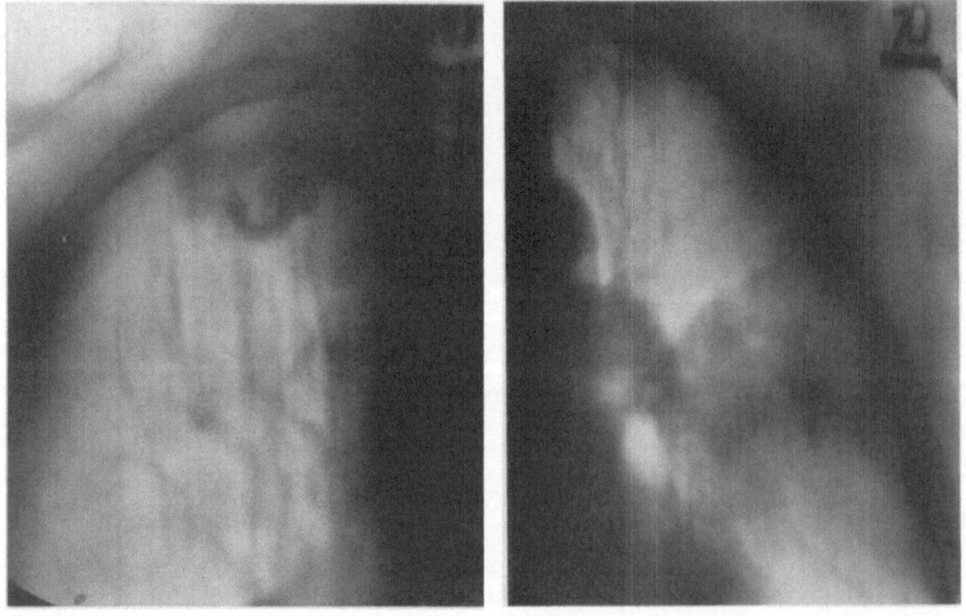

Abb. 49b Abb. 49c

**Fall 49** Baumgartnerhöhe, Wien
Josef J., 64 Jahre

Carcinom (Plattenepithel-Carcinom) des pectoralen Oberlappensegmentbronchus links (L 3). Kavernöse Oberlappenspitzentuberkulose rechts (Sputum positiv) (Abb. 49b).

**Diagnostischer Hinweis:**
*Tomographie:* Segmentsyndrom (Abb. 49c).

**Bestätigung:**
Cytologie, Bronchoskopie, Biopsie.

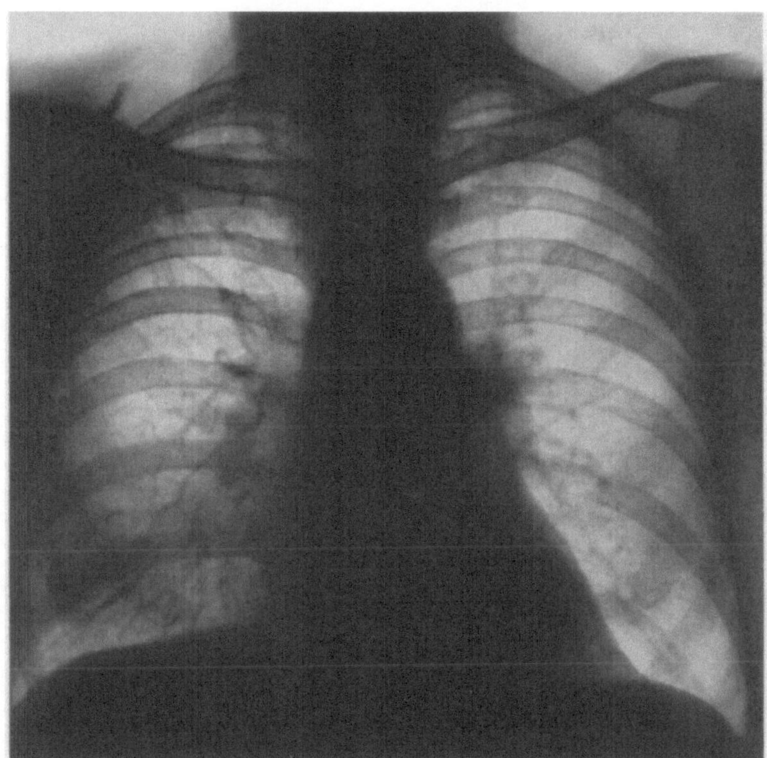

Abb. 50a

**Fall 50** PADANYI, Albrechtshaus
Karl Sch., 57 Jahre

Plattenepithel-Carcinom des linken Unterlappenspitzenbronchus.
Ältere Oberlappentuberkulose rechts.

**Diagnostischer Hinweis:**

*Thoraxübersichtsfilm:* Dreieckige Verschattung im linken Hilusbereich.

**Bestätigung:**

Bronchoskopie, Katheterbiopsie und Biopsie, Bronchographie (Abb. 50b: Stopp im Segmentbronchus L 6), Pneumektomie.

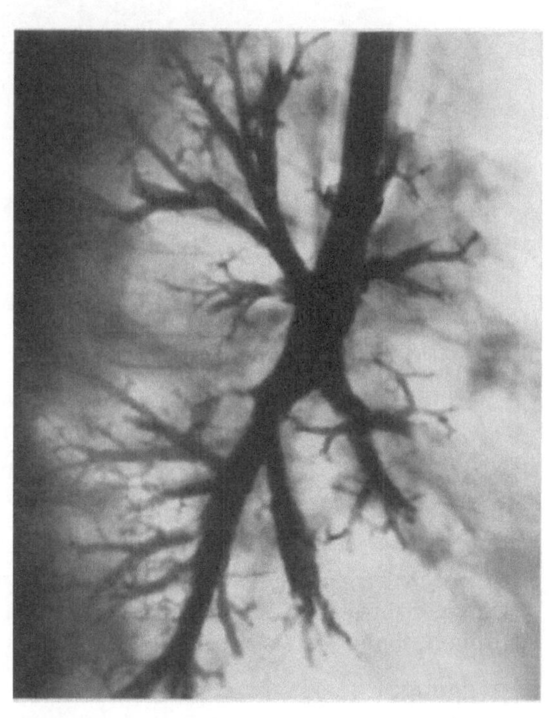

Abb. 50b

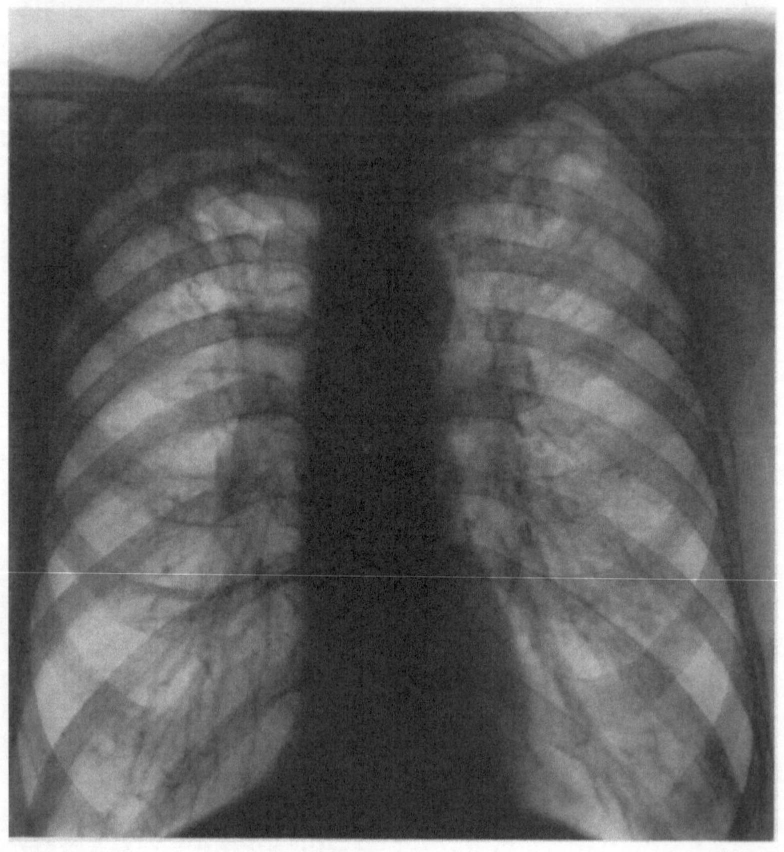

Abb. 51a 4. 11. 1959

**Fall 51** Baumgartnerhöhe, Wien

Johann P., 61 Jahre

Entwicklung eines vom apikodorsalen Oberlappensegmentbronchus ausgehenden (Plattenepithel-) Carcinom des linken Oberlappenbronchus.
Ursprünglich kavernöse, unter Langzeittherapie indurierende Oberlappentuberkulose beidseits (Sputum anfänglich positiv).

**Diagnostischer Hinweis:**

*Tomographische Verlaufskontrolle:* Zum gleichen Zeitpunkt wie Abb. 51b: Stenose des Segmentbronchus, fächerförmige Schrumpfung des Segmentes, Vergrößerung des linken oberen Hiluspoles.

**Bestätigung:**

Verlauf (Oberlappenatelektase s. S. 5 und Abb. 51c). Biopsie.

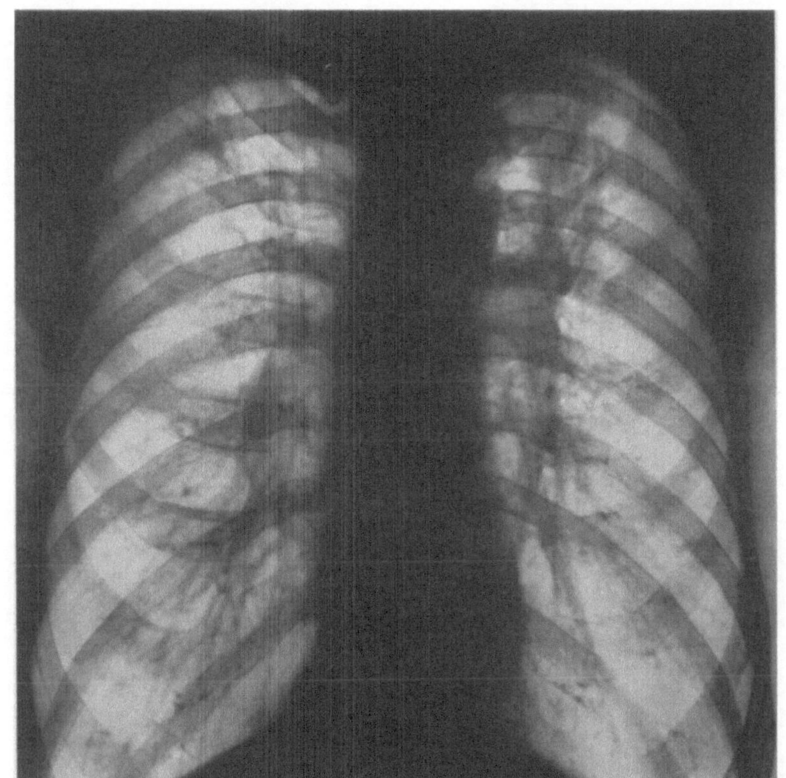

Abb. 51 b 3. 10. 1961

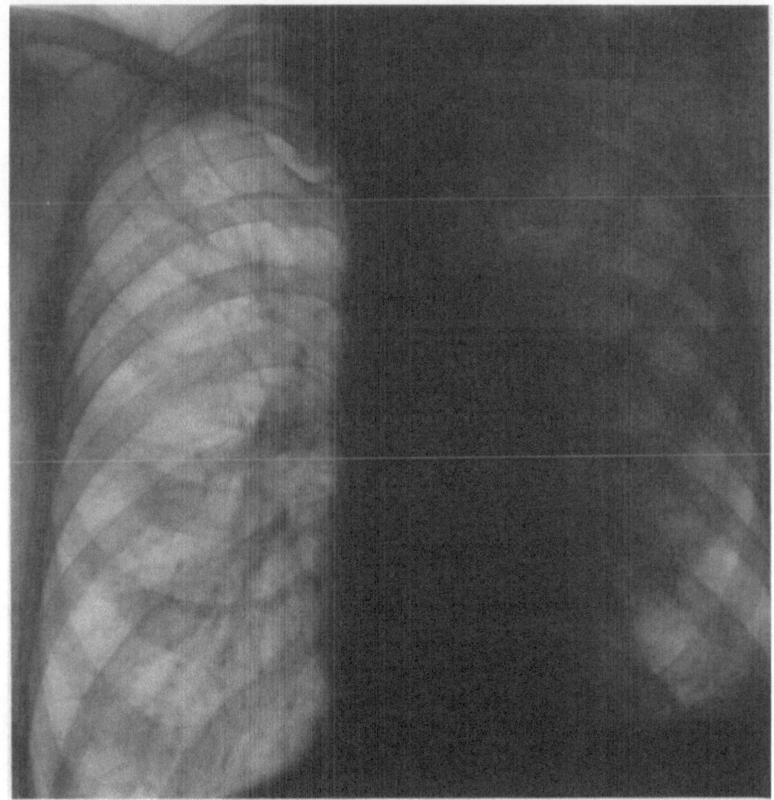

Abb. 51 c 7. 5. 1962

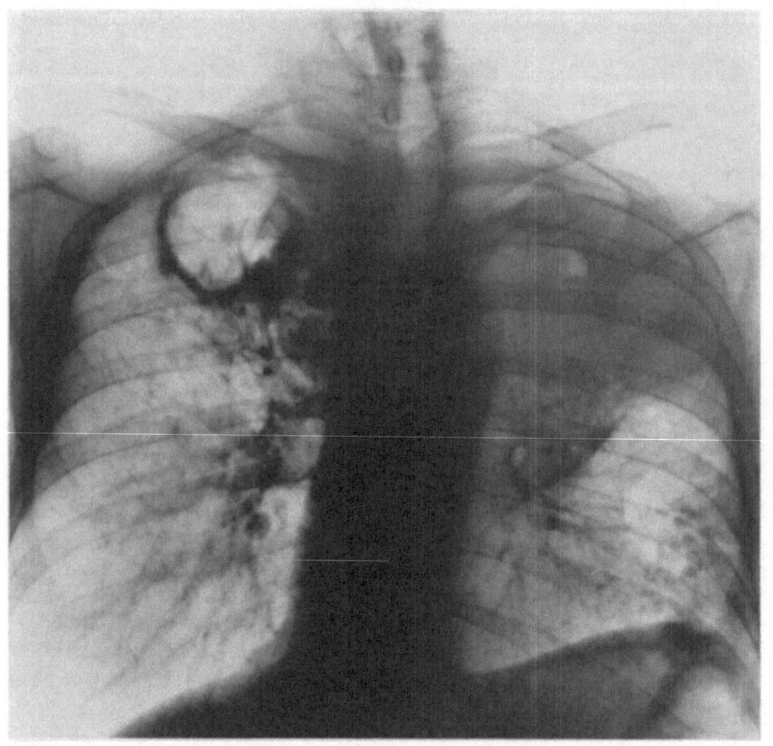

Abb. 52a

Fall 52
Oskar P.

MUSSHOFF und WOENCKHAUS
Freiburg i. Br.

Carcinom (kleinzellig) des linken Oberlappenbronchus bei kavernöser Oberlappentuberkulose beiderseits

**Diagnostischer Hinweis:**

*Tomographie:* Tumorstenose des linken Oberlappenbronchus (Abb. 52b).

**Bestätigung:**

Verlauf.

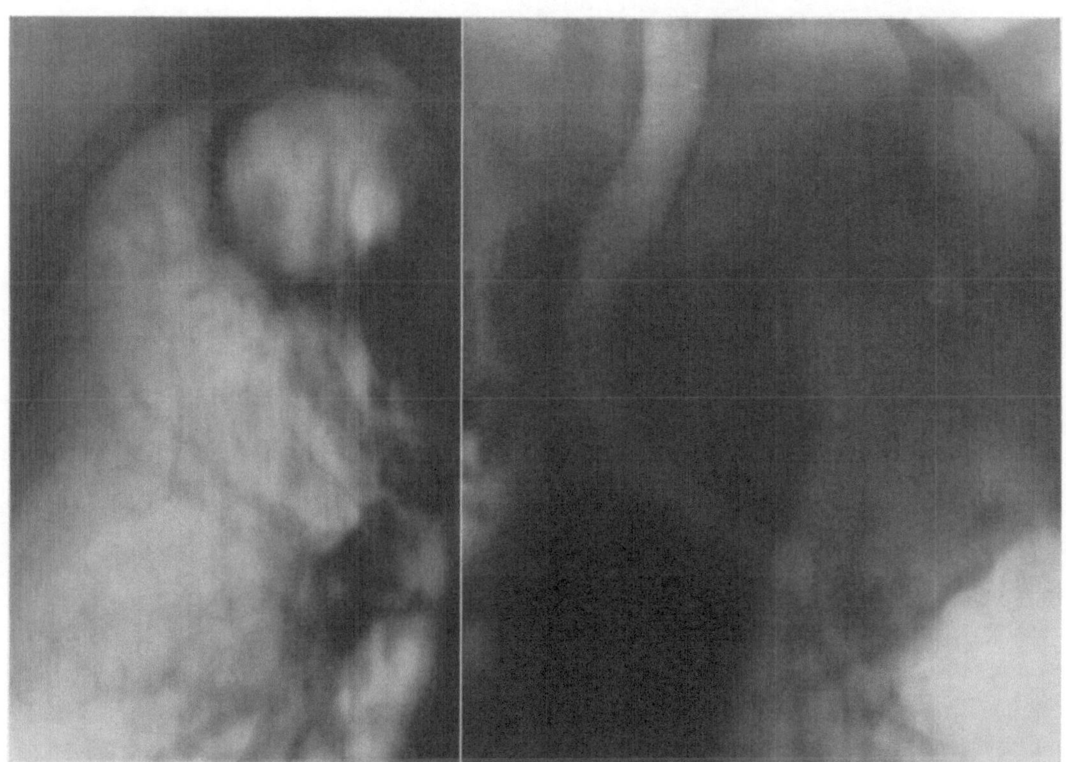

Abb. 52b

Fall 53

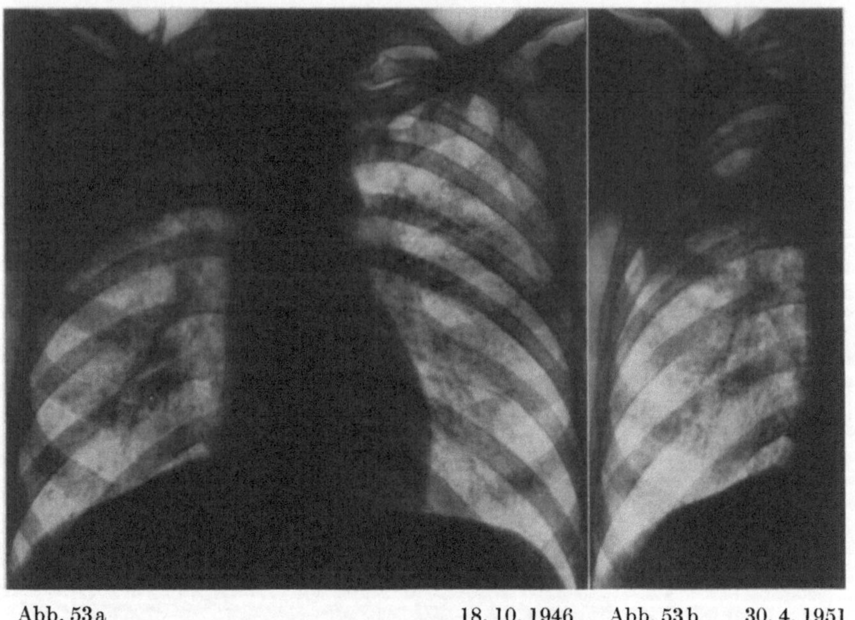

Abb. 53a 18. 10. 1946 Abb. 53b 30. 4. 1951

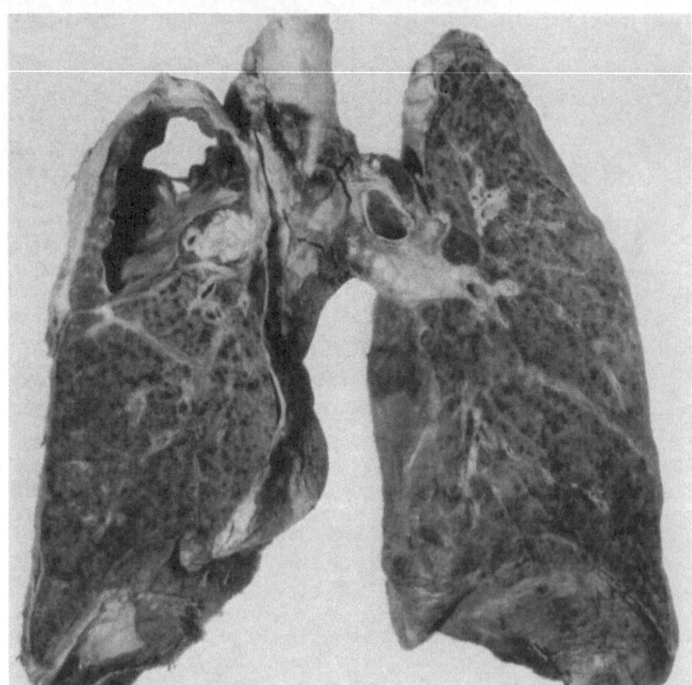

Abb. 53c

**Fall 53** Uehlinger[1], Zürich

Johann B., 59 Jahre

Verschluß des rechten Oberlappenbronchus durch kirschgroßes hilusnahes Adeno-Carcinom. Oberlappenmantelatelektase mit gereinigter Absceßkaverne.
Gießersilikose 2. Grades.

[1] Uehlinger, E.: Mischstaubpneumokoniose und Atelektase. Arch. Gewerbepath. Gewerbehyg. **13**, 496 (1955).

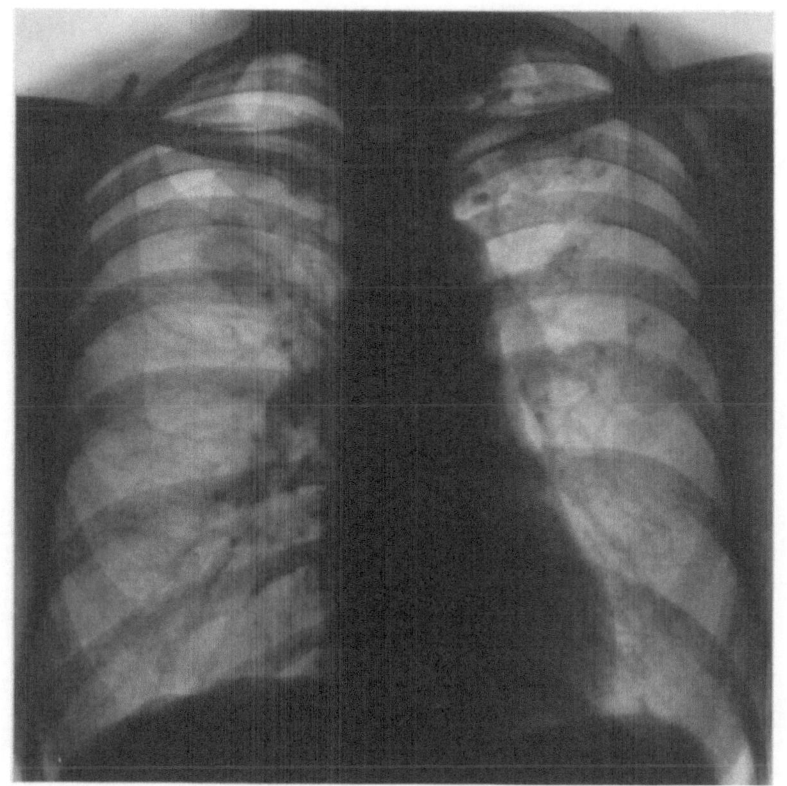

Abb. 54 3. 6. 1958

**Fall 54** Baumgartnerhöhe, Wien
Marie B., 45 Jahre

Pneumothorax rechts 1950—1955. Wiederanlage 1956 wegen Rezidivkaverne. Am 4. 9. 58 Lobektomie des rechten Oberlappens wegen persistierender Kaverne.

(Sputum positiv.)

Resektionspräparat: *Kavernencarcinom* (Plattenepithel-Carcinom) bei in Schüben verlaufender Streuungstuberkulose.

Fall 55

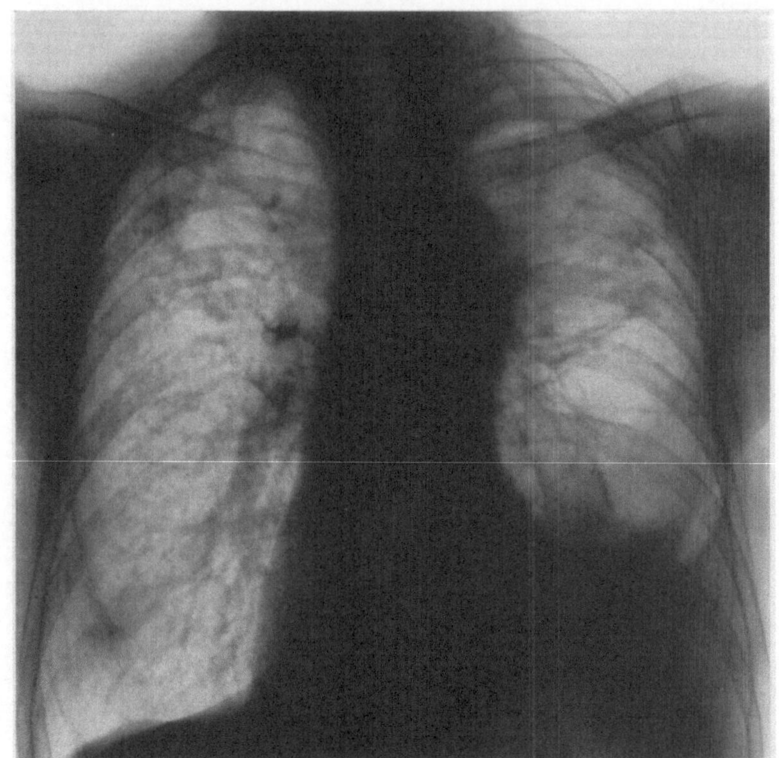

Abb. 55a

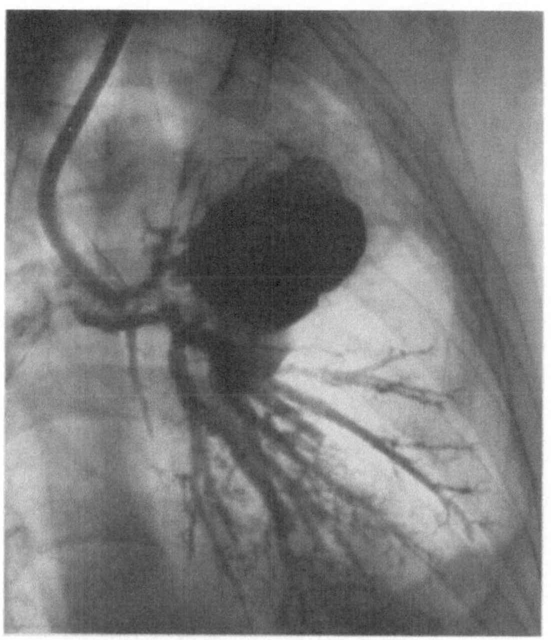

Abb. 55b

**Fall 55**
Andreas B.

MUSSHOFF und WOENCKHAUS
Freiburg i. Br.

Silikotuberkulose beider Lungen mit großer Höhlenbildung links. Carcinom (Plattenepithel-Carcinom) des Drainagebronchus.

**Diagnostischer Hinweis:**

*Bronchographie* (Abb. 55b).

**Bestätigung:**

Verlauf.